WERNER MÜLLER
ANOGENITALE
ERKRANKUNGEN

ANOGENITALE ERKRANKUNGEN

Regio anogenitalis
Makroskopische Diagnostik

Dr. med. Werner Müller
Chefarzt
der dermatologischen Abteilung
des A. K. St. Georg Hamburg 1

Herausgegeben in der
medizinisch-wissenschaftlichen
Buchreihe der
Schering AG Berlin/Bergkamen

Verlag Brüder Hartmann
Berlin 1975
Vertrieb S. Karger, Basel,
München, Paris, London,
New York, Sydney

Der Band »Anogenitale Erkrankungen« setzt unsere dermatologische Buchreihe fort. Vielfältige Erscheinungsformen und Eigenarten der Erkrankungen der Regio anogenitalis erschweren oft Diagnose und Therapie. Dieser Bildband soll dem Arzt helfen, sich zu orientieren, und die Diagnostik nach dermatologischen Gesichtspunkten erleichtern.

SCHERING AG
Berlin/Bergkamen

1. Auflage 1975

Printed in Germany.

ISBN 3-920630-08-4

VORWORT

Mangelnde Information, Schamgefühle und ein noch nicht restlos abgebautes Tabu gegenüber der Intimsphäre ließen Patienten mit Krankheiten der Regio anogenitalis noch vor Jahren nur zögernd den Arzt aufsuchen. Dies hat sich heute grundlegend geändert. Wir möchten deshalb den praktizierenden Kollegen eine kleine Orientierungshilfe geben: Zur Beurteilung von Haut- und Schleimhautsymptomen der Regio anogenitalis unter dermatologischen Gesichtspunkten halten wir diesen diagnostischen Bildband für zweckmäßig. Die Abgrenzung des Themas »Regio anogenitalis« erlaubt eine eingehende Beschreibung zahlreicher Eigenheiten und Erscheinungsformen der Krankheiten. Ein ausführliches Sachverzeichnis soll dabei dem schnellen Finden der gewünschten Information dienen. Größter Wert wurde jedoch auf die gute Wiedergabe der 210 aussagekräftigen Abbildungen gelegt.

So gilt mein besonderer Dank der Schering AG für die Herausgabe des Buches. Herrn Dr. F. Bentzin und Herrn Dr. F. Masberg fühle ich mich zu Dank verpflichtet für ihre ständige Hilfe und Bereitschaft zur Förderung dieser Veröffentlichung. Herrn W. Miethke vom Schering-Atelier danke ich sehr herzlich für die graphische Gestaltung. Lobenswerte Erwähnung verlangt die Herstellung der Klischees durch die Firma Carl Schütte & C. Behling, Berlin, und der Farbdruck des Verlags Brüder Hartmann, Berlin.

Hamburg, im Dezember 1974 W. Müller

INHALT

Viruserkrankungen

Alle Warzenformen der Papillomgruppe (z. B. Verrucae vulgares, -plantares, -planae juveniles und Condylomata acuminata) sind Viruskrankheiten, die pathologisch-anatomisch der Gruppe der benignen infektiösen Epitheliome oder Akanthome angehören. Die virusbedingten, reaktiven papillomatösen und geschwulstähnlichen Hyperplasien sind gelegentlich spontan rückbildungsfähig. Warzenviren verursachen nur auf das Haut-Schleimhaut-Organ beschränkte Krankheitsprozesse. Der morphologische Papillom-Typ wird vom Terrain geprägt, auf dem die Viren wuchern. Die Filtrierbarkeit der kleinen karyotropen DNS-Viren wurde bereits 1907 von CIUFFI festgestellt. Überimpfungen von Mensch zu Mensch sind auch mit Ultrafiltraten möglich. Elektronenmikroskopischer Nachweis von Viren der Papova-Gruppe im Zellmaterial ist bisher nicht gelungen. Die Kontagiosität war schon JADASSOHN 1896 bekannt. Besonders häufig sind Übertragungen von einer Körperstelle auf die andere. Selbstverimpfungen oder Autoinokulationen ereignen sich immer wieder durch Erzeugung von Läsionen oder Infektionspforten bei Rasuren oder nach anderen Mikrotraumen mit Epithelschädigungen. Seltener erfolgt Ansteckung oder Übertragung auf Fremde. Kontaktinfektionsgefahr besteht aber zweifelsfrei – das Risiko läßt sich nur nicht prozentual abschätzen. Die Immunitätsverhältnisse sind eben noch nicht abgeklärt. Inkubationszeitangaben schwanken zwischen 4 bis 80 Wochen. Individuelle Resistenzunterschiede gegen Warzenviren bestätigt die tägliche Erfahrung. Die Bedeutung eines personalen Faktors erahnt man bei ärztlicher Familienbetreuung. Über Jahre und Jahrzehnte können neue Warzenentwicklungen denselben Menschen plagen – während seine Angehörigen verschont bleiben. Andererseits fällt familiäre Infektionsbereitschaft auf, wenn bei mehreren Geschwistern nahezu gleichzeitig Warzeneruptionen erfolgen. Zum Angehen des Virus spielen dispositionelle Momente eine entscheidende Rolle. Besonders anfällig sind Kinder, Jugendliche und jüngere Erwachsene. Physische und psychische Zustandsschwankungen mit Hypotonie, Störungen der peripheren Durchblutung, Hyperhidrosis usw. mindern allmählich die Abwehrkraft der Haut und Schleimhaut. So entwickeln sich inokulationsfördernde Terrainbedingungen, die durch übertriebenen Dusch- und Badekult noch verstärkt werden können. Um eine Einzelwarze oder weiter entfernt können sich früher oder später zahlreiche Warzen aus nicht immer verständlichen Anlässen ansiedeln. Bei relativ schneller und großflächiger bzw. disseminierter Manifestation muß an eine immunologische Abwehrschwäche gedacht werden. Man sollte nach einem meist bösartigen Grundleiden suchen und bei Verordnungen beachten, daß Steroidhormone und immunsuppressive Präparate infektfördernde Nebenwirkungen haben.

1–4 Condylomata acuminata
(spitze Kondylome oder Feigwarzen)

haben besonders günstige Entwicklungsbedingungen im feuchten Bereich der Vulva und ihrer Umgebung. Sexuelle Betätigungen dürften am häufigsten zu Übertragungen führen. Inokulationsbegünstigungen ergeben sich bei Frauen aus Durchfeuchtungsreizen durch Fluor vaginalis, Intertrigo, Gravidität usw.

1 Die Ansiedelung der Fibroepitheliome beginnt mit kleinen, zierstecknadelkopfgroßen, hautfarbenen oder rötlichen, weichen Papeln, deren Basen schmal oder bei Abhebezug gestielt wirken. Erstlokalisation meist im Vestibulum vaginae oder zwischen den kleinen und großen Labien. Nach längerem Bestand werden die papillären Gebilde prominenter und lassen durch Verschmelzungen tumoröse Auswüchse entstehen. Das intertriginöse Terrain der Rima ani begünstigt die perineale und perianale Ausbreitung. Auch die Schleimhäute (Vagina, Zervix, Urethra und Rektum) können überwuchert werden.

2 Die Formen und Oberflächen der Wucherungen sind sehr abhängig von den Terrainbedingungen. Druckeffekte lassen hahnenkammartige Gebilde mit Hyperkeratosen entstehen. Fehlender Druck erlaubt exzessives Wachstum bis zur Ausbildung von blumenkohlartigen Riesenkondylomen.

3 Mazerationswirkungen formen flache, beetartige Wucherungen. Wegen der starken Oberflächenzerklüftung ergibt sich eine besondere Bereitschaft zur bakteriellen Infektion. Klagen über üblen Geruch, schmerzhafte Leistenlymphknotenschwellung und Brennen bei der Miktion sind darauf zurückzuführen. – Hypertrophe Analfalten können nach vollkommener Überwucherung kaum noch als Trägerbasis erkannt werden.

4 Länger bestehende, chronische Reizzustände können zur karzinomatösen Entartung führen.
DD: Breitbasig aufsitzende Wucherungen zwingen zum mikroskopischen und serologischen Ausschluß von Condylomata lata. – Histologische Befundung erforderlich wegen der Ähnlichkeit mit Karzinomen, exophytischem Morbus BOWEN und Pemphigus vegetans.

1

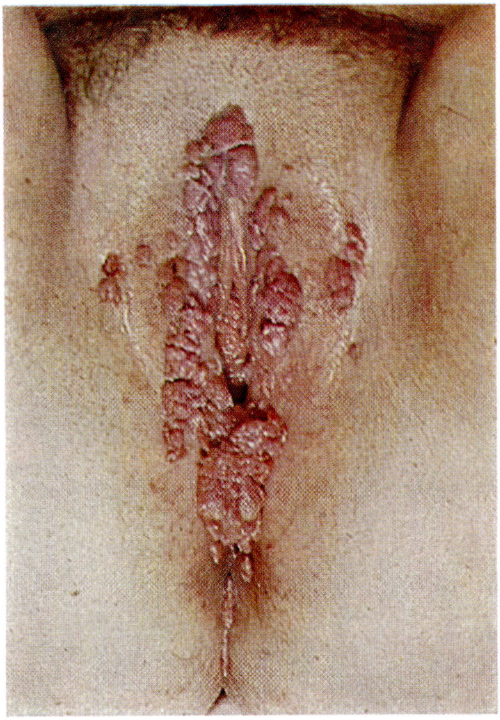

2

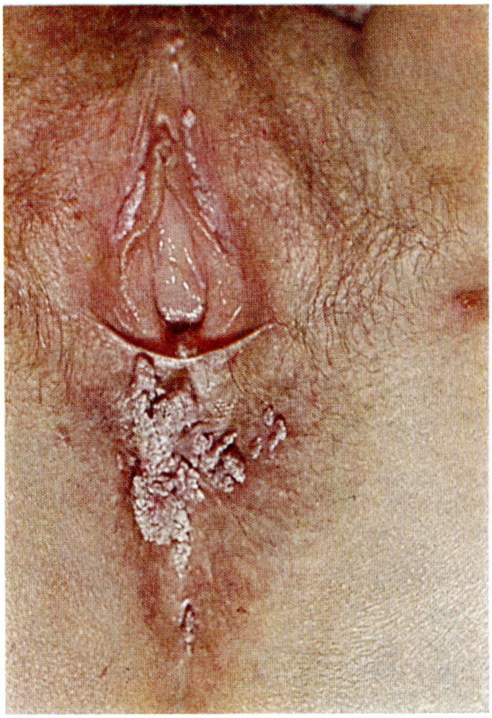

3

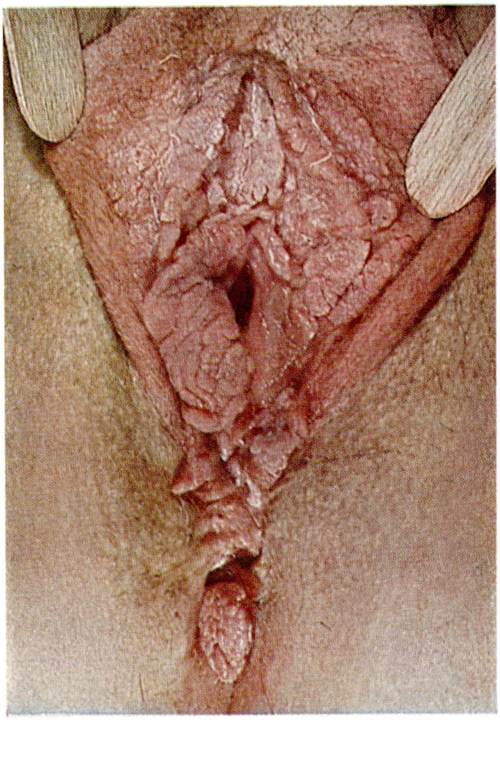

4

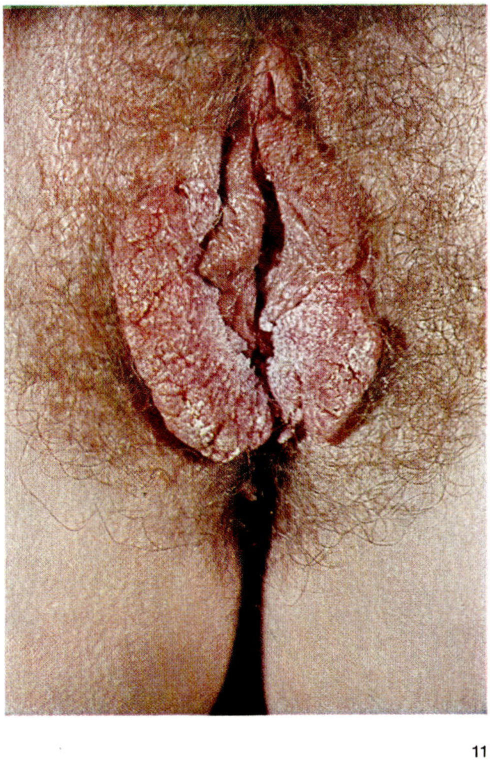

5, 6 Condylomata acuminata

bevorzugen beim Mann lokal das feuchte Milieu der Rima ani, die Halbschleimhaut von Glans und Präputium und seltener die Schleimhaut vom Rektum und der Urethra. Haftung und Entwicklung der Viren werden beeinflußt durch sexuelle Praktiken. Besondere Disposition durch Urethritis, Balanitis, Phimose, Frenulum breve, Hämorrhoiden, hypertrophe Analfalten, Ekzeme usw.

5 Meistens beginnen die Feigwarzenansiedelungen in der Kranzfurche. Sie imponieren anfangs als zugespitzte, abgerundete oder gezähnte Papillome. Durch Raummangel wird das Höhenwachstum behindert. Das führt zu pilzförmigen Wucherungen mit stielförmiger oder schmaler bindegewebiger Basis und deckelförmigem Oberteil.

6 Nach längerem Bestand werden die anfänglich zarten Virusakanthome breitbasiger, blasser, derber, höckeriger und hyperkeratös.

7 BUSCHKE-LOEWENSTEIN-Tumor

Jahrzehntelang ließ sich der jetzt 60jährige Patient von Zeit zu Zeit Feigwarzen von der Eichel und vom inneren Vorhautblatt entfernen. Innerhalb von sechs Wochen entwickelte sich nun aber ein relativ schnell infiltrierend wachsendes Peniskarzinom. Die Abbildung zeigt die für diese Wucherungssonderform charakteristische Fenestrierung vom Präputium.

8 Tumoröse perianale spitze Kondylome

Beim Auseinanderspreizen der Haut des Analtrichters lassen sich fast immer noch einzelne schmalbasige und papillomatös gegliederte Bauelemente erkennen.
DD: Lues, Karzinom.

5

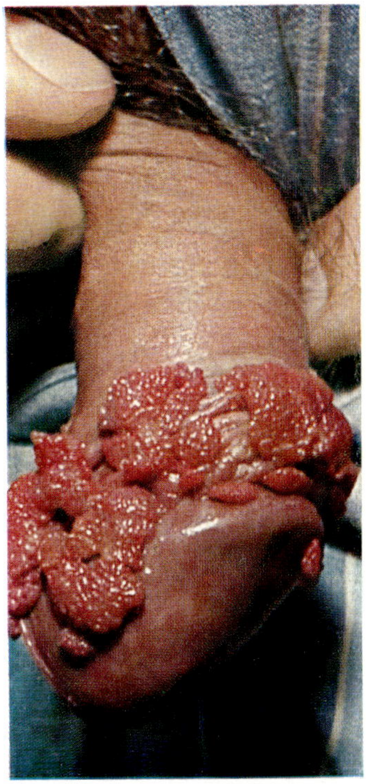

6

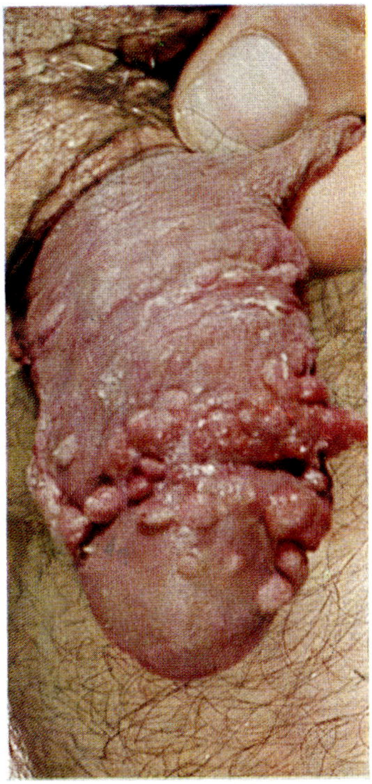

7

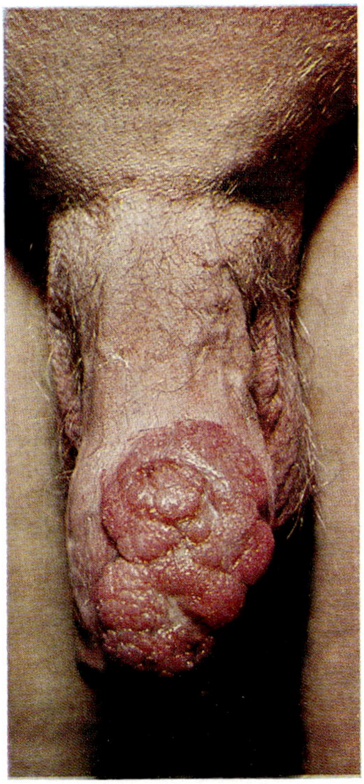

8

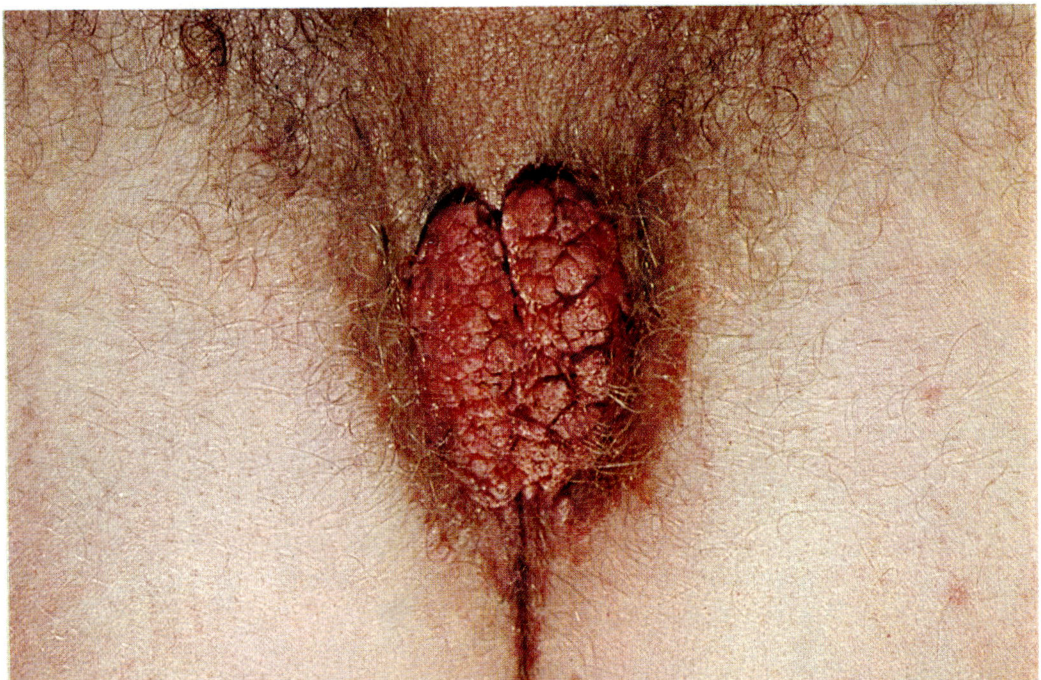

9

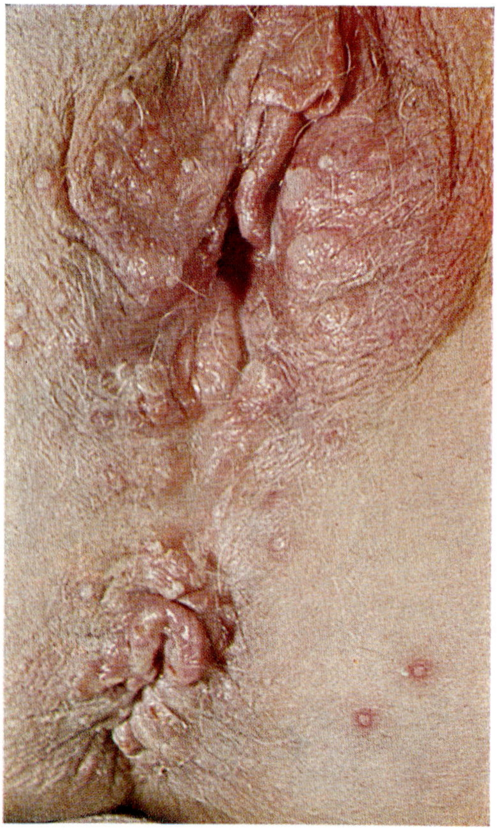

10

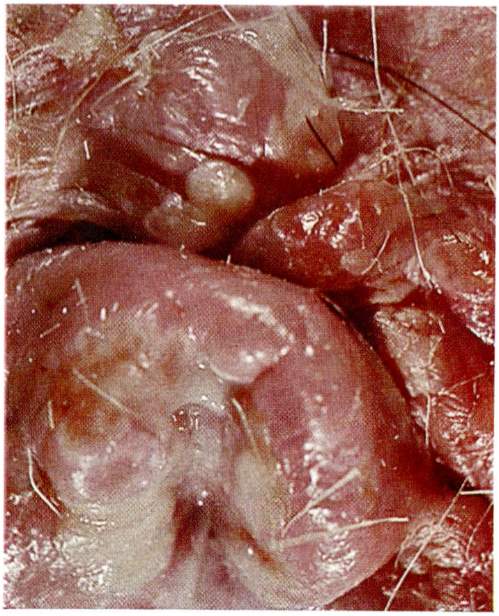

9, 10 Primäre Vulvovaginitis herpetica

bei einer 76jährigen Frau mit immunologischer Abwehrschwäche durch eine Lymphadenose. Ebenso gefährdet sind antikörperfreie Kleinkinder. – Erreger: Herpes-simplex-Virus, Typ 2. Nachweismöglichkeiten elektronenmikroskopisch oder kulturell aus dem Inhalt frischer Bläschen und durch Anstieg der Antikörpertiter. Übertragung durch erkrankte Menschen: Schmierinfektion. Nach einer Inkubationszeit von 2–7 Tagen zeigen sich in gruppierter Anordnung einkammerige intraepidermale Bläschen, die bald pustulös oder zerstört werden. Tendenz zu bakteriellen Sekundärinfektionen.

10 Die Nahaufnahme des Anus zeigt, daß der Blasengrund auf der Schleimhaut durch Nekrotisierung und Ulzeration schneller »aphthös« wird.
DD: Herpes simplex, Zoster, Varizellen, Vaccinia, Variola, venerische Erkrankungen.

11 Mollusca contagiosa (Dellwarzen)

Die stecknadelkopf- bis erbsgroßen Knötchen sind halbkugelig prominent, meist hautfarben oder transparent. Die sonst glatte Oberfläche ist nur im typischen zentralen Dellenbereich aufgerauht. Hier kann man breiartigen Inhalt exprimieren. Das infektiöse Akanthom wird durch ein epidermotropes Quadervirus verursacht. Kontaktinfektion besonders häufig bei Kindern und Jugendlichen. Inkubation: ca. 6 Wochen. Zur Sicherung der Diagnose Elementarkörpernachweis im gefärbten Ausstrichpräparat nach MOROSOW oder im histologischen Befund.

12 BEHÇET-Syndrom

Unklare Ätiologie. Als Vorläufer- oder Erstsymptom am Skrotum oder an den großen Labien lokalisierte »Aphthen«: Schmerzhafte, rundovale, flache Ulzera ohne Entzündung oder Infiltration der Basis.

13 Varicellae adultorum (Windpocken)

Seltene Beteiligung der genitalen Halbschleimhaut bei einem 21jährigen.

11

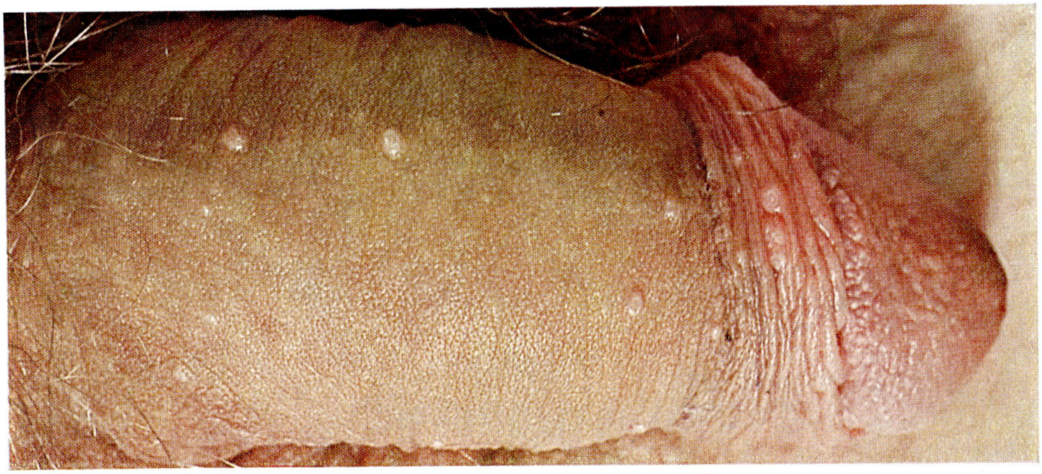

12

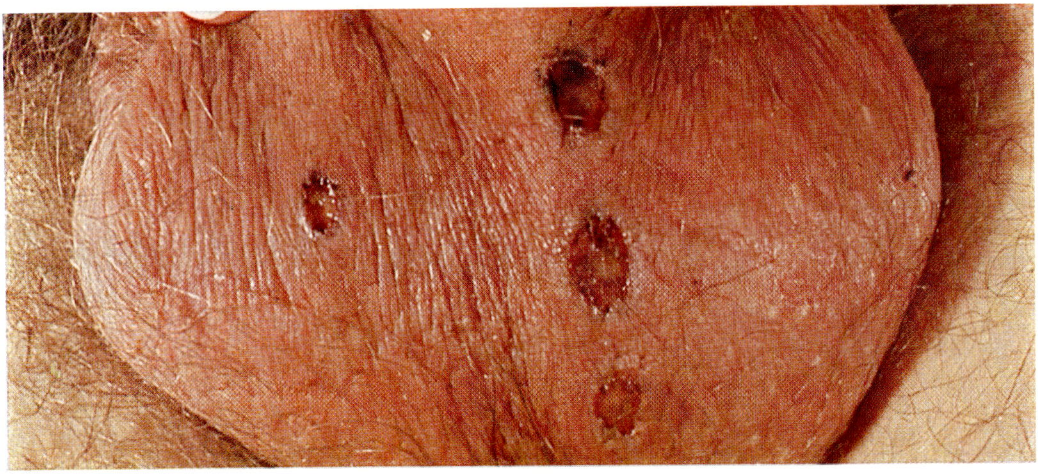

13

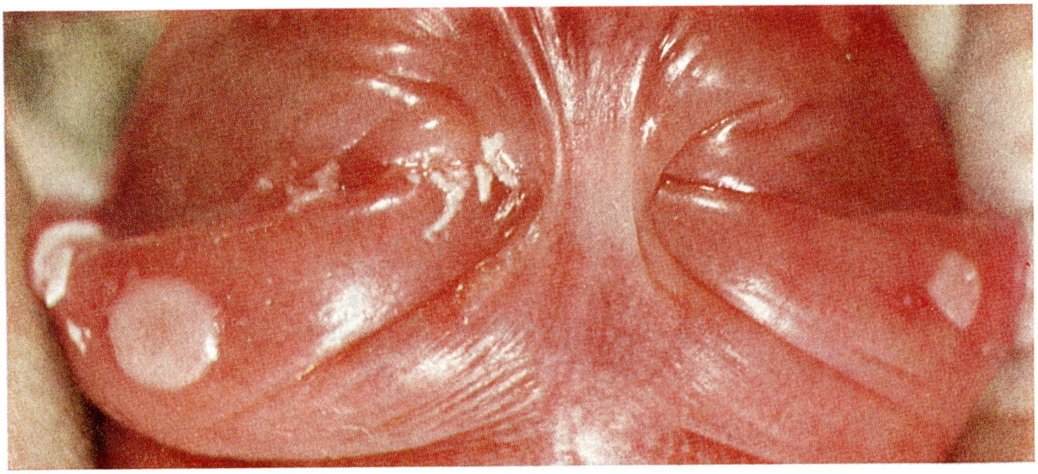

14

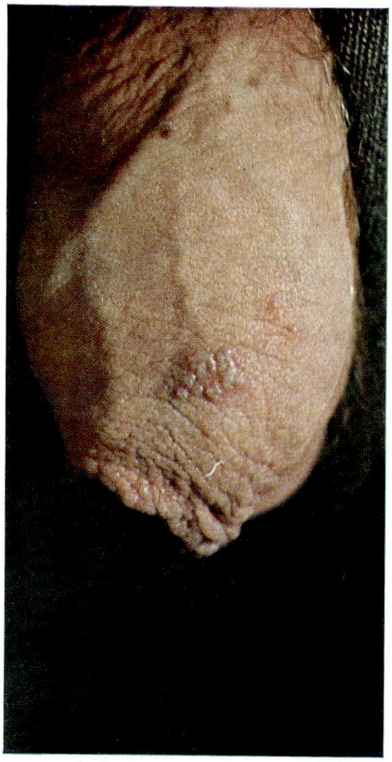

15

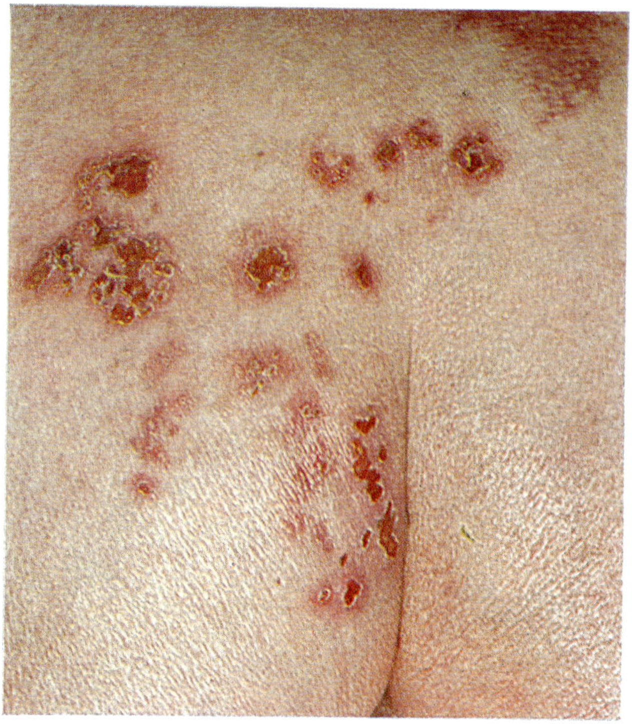

16

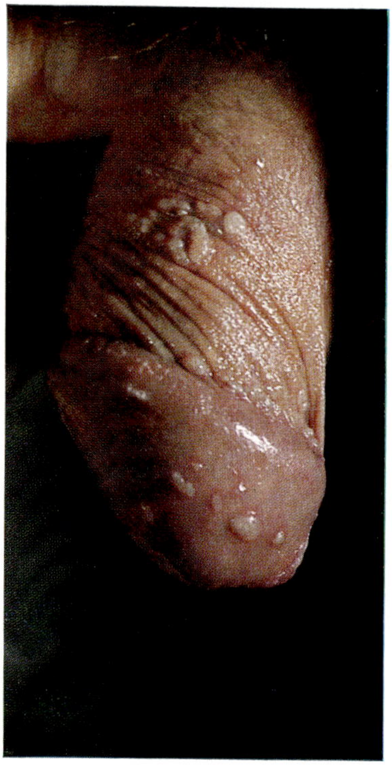

17

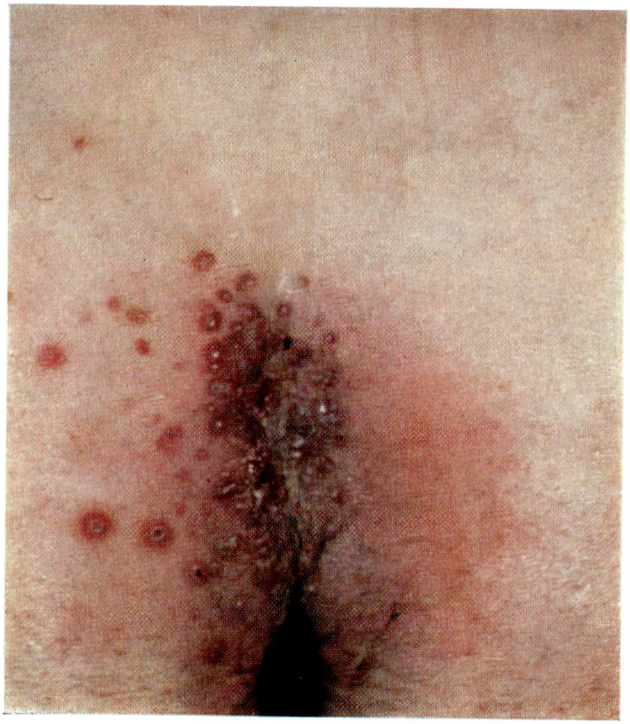

14 Herpes simplex progenitalis recidivans (Herpes venereus)

Harmlose monotone Schübe bei Antikörperträgern. Juckreiz und Spannungsgefühl kündigen die gruppierten Bläscheneruptionen an. Virusübertragung durch Tröpfchen- oder Schmierinfektion, Kuß, intime Kontakte usw. – Virusreservoir im Speichel und im Stuhl.

15 Herpes simplex glutaealis recidivans

Beim rezidivierenden oder rekurrierenden Herpes kann man eine latente Dauerinfektion vermuten. Als zum Rezidiv provozierende Einflüsse gelten: Menses, Fieber, Insolation, gastroenterale Störungen, Traumen usw.

16 Zoster S 2/5 links (Gürtelrose)

Neurodermale, fast immer einseitige und schmerzhafte Erkrankung mit Bläschengruppen in den Innervationsbezirken eines oder mehrerer Spinalganglien. Derartiger Befall ist zu erwarten bei Personen mit partieller Immunität gegen die Zoster-Varizellenviren. Inkubationszeit: 7–18 Tage.

17 Zoster haemorrhagicus et necroticans S 4/5 links

Diese Sonderform haben Ältere oder durch ein Grundleiden Geschwächte. Abbildung zeigt Komplikation durch Streptokokken-Superinfektion (Erysipel). Abheilung mit Hinterlassung von Narbenresiduen.

18 Vaccinia secundaria (autoinoculata)

durch Fingerübertragung von Impfpustelinhalt.

19 Vaccinia translata (akzidentelle Vakzine)

Anale Heteroinokulationen beim Vater eines erstgeimpften Kindes.
DD: Pyodermia bullosa, Herpes simplex, Lues, Tuberkulose usw.

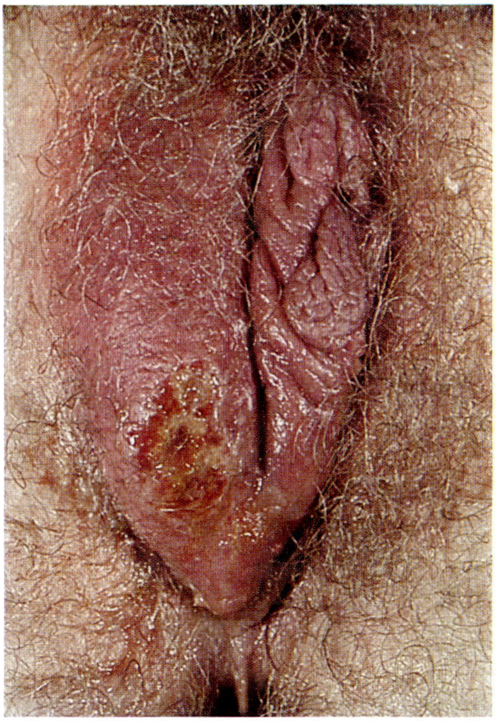
18

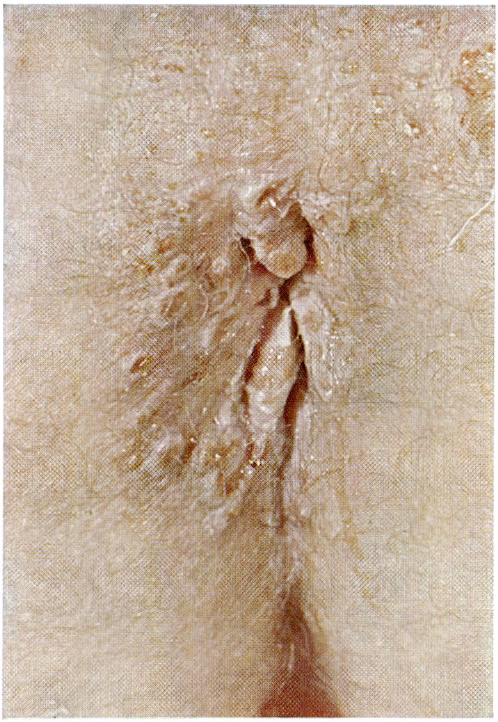
19

Gonorrhö (Tripper)

Häufigste Geschlechtskrankheit. Der Erreger wurde 1879 von A. NEISSER entdeckt. Der Gonokokkus (Neisseria gonorrhoeae) ist ein gramnegativer Diplokokkus. Erste Symptome nach einer Inkubationszeit von 1–10 Tagen. Nachweismöglichkeiten im Sekretabstrichmaterial aus Urethra, Zervix, Rektum – bei kleinen Mädchen, Schwangeren und Greisinnen auch aus der Vagina. Diagnosensicherung durch gefärbte Präparate und Züchtung auf Spezialnährböden.
DD: Unspezifisch-infektiöse und andere Fluorarten.

20 Bartholinischer Pseudoabszeß als Beispiel einer GO-Komplikation.

21 Urethritis gonorrhoica acuta.

22 Abstrich mit vorwiegend intrazellulär gelagerten Erregern (Methylenblau-Färbung).

23 Zahlreiche kleine GO-Kulturen. Disseminiert größere Bakterienkulturen.

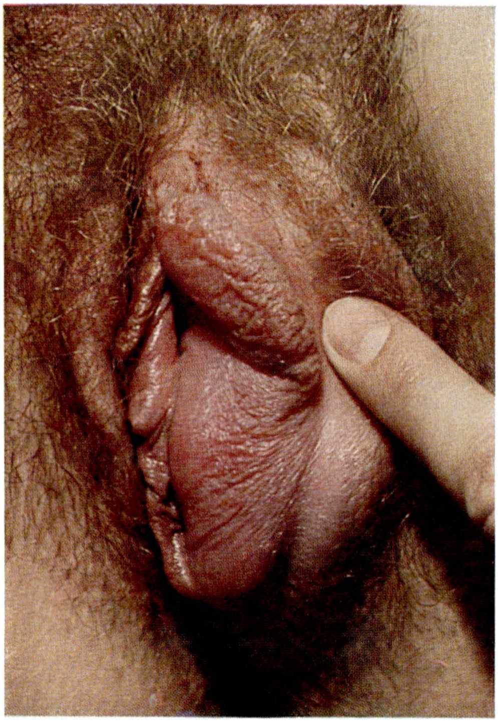

20

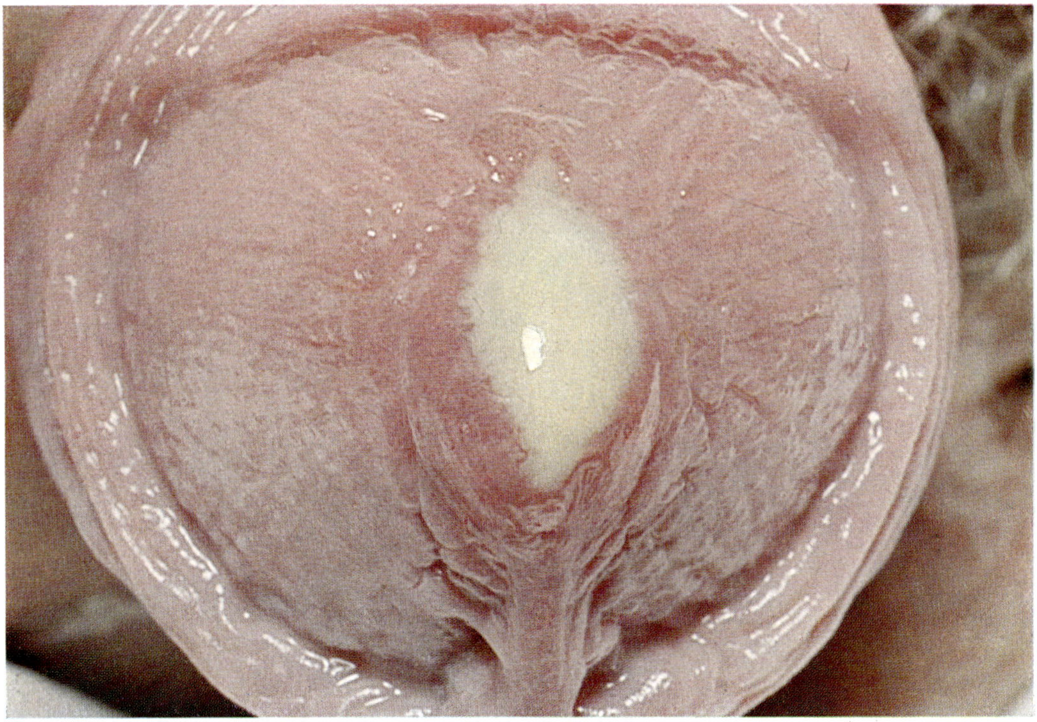

21

22

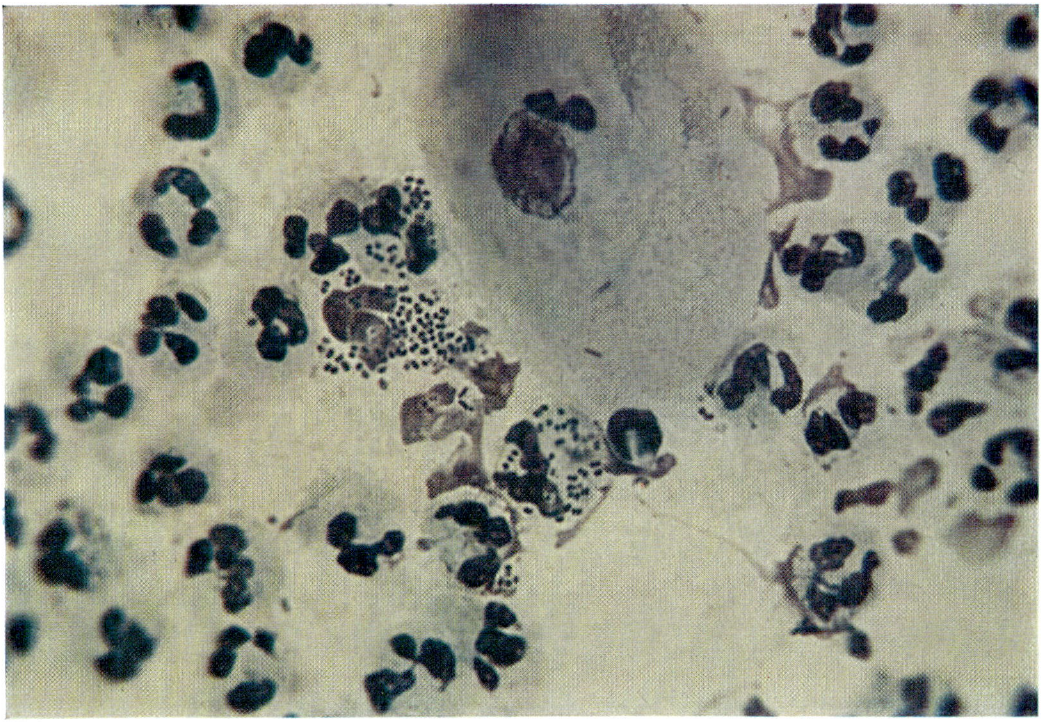

23

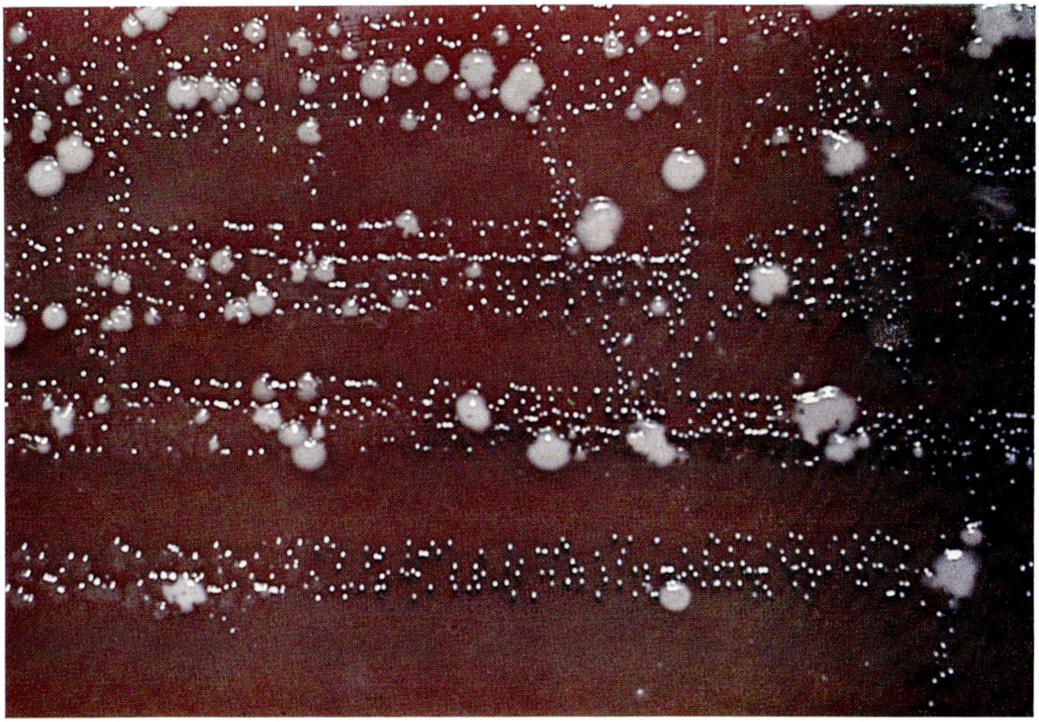

Syphilis oder Lues

Vorrangige Übertragung durch intime Kontakte rechtfertigt die Einordnung als venerische Erkrankung. Der Erreger wurde 1905 gemeinsam von F. SCHAUDINN und E. HOFFMANN entdeckt. Form und schlechte Anfärbbarkeit wirkten sich auf die Bezeichnung aus: Spirochaeta pallida oder Treponema pallidum. Das Schraubenbakterium hat bei einer Länge von 10–20 μ ca. 8–20 korkenzieherartige, gleichmäßig steile Windungen. Es vollführt in Gewebsflüssigkeit elegant wirkende Knick- und Rotationsbewegungen. Der Nachweis und damit die Frühdiagnose gelingt schnell und sicher, vorausgesetzt, daß keine »Vorbehandlungen« mit keimtötenden Mitteln zur Anwendung kamen. Angaben dieser Art zwingen zur zeitraubenden, zweitägigen Umschlagbehandlung des Primäraffektes mit physiologischer Kochsalzlösung. Danach glückt häufig doch noch der Spirochätennachweis im indirekten Licht, d.h. mit Dunkelfeld-Mikroskopie. Die lebenden Erreger gewinnt man am besten im sogenannten Reizserum aus tieferen Schichten der verdächtigen Haut-Schleimhaut-Veränderung. Technisch aufwendiger – aber sehr beweiskräftig – ist der Nachweis in Material, das durch Punktion aus dem Randsinus eines regionalen Lymphknotens aspiriert wurde.
Der Syphiliserreger kann als mesotroper Gewebsparasit die Haut-Schleimhaut-Barriere nur bei Epitheldefekten durchbrechen. Bald danach sind lymphogene und hämatogene Ausbreitungen möglich. Etwa 3 Wochen post infectionem bildet sich an der Infektionsstelle eine schmerzlose, bald erodierende oder ulzerierende Infiltration. Bei diesem Primärstadium fehlt praktisch nie die zum luischen Primärkomplex gehörende regionale schmerzlose Lymphknotenschwellung. Die klassischen Seroreaktionen sind in dieser Phase noch negativ: Lues I seronegativa. Als serologische Diagnosenstütze dient in allen Stadien der Lues nur der FTA-ABS-Test.

24–28 Lues I und Lues II

24 Pfennigstückgroße Initialsklerose mit Erosion (Lues II).

25 Ovales Ulcus durum (harter Schanker) Lues I.

26 Ulzeröser Primäraffekt (Lues I/II).

27 Multiple Primäraffekte mit indurativem Ödem (Lues II).

28 Narbenresiduen nach Abheilung der multiplen Primäraffekte (Lues II).

24

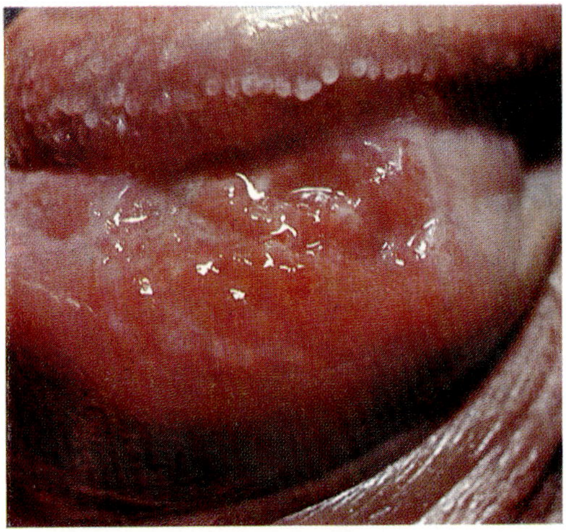

25

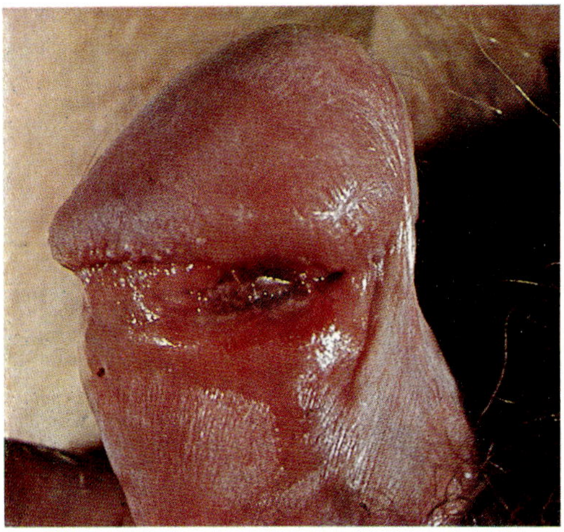

26

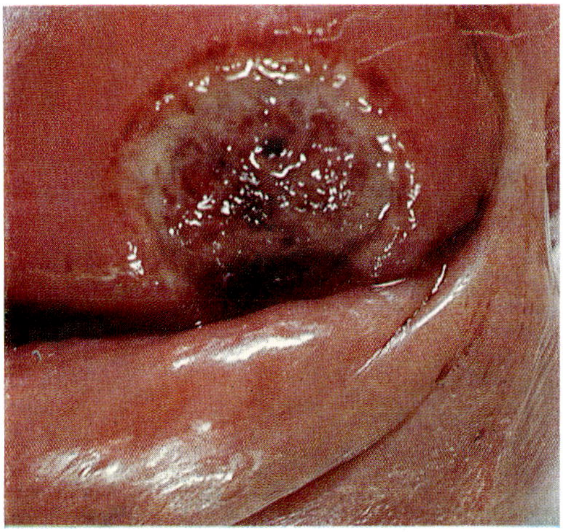

27

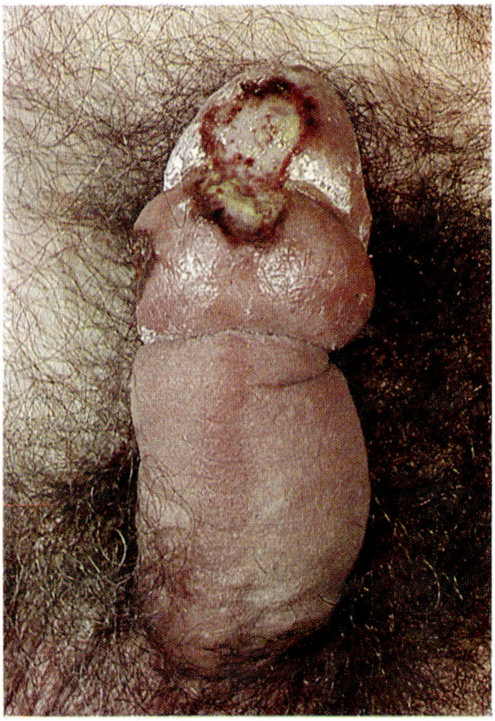

▼

28

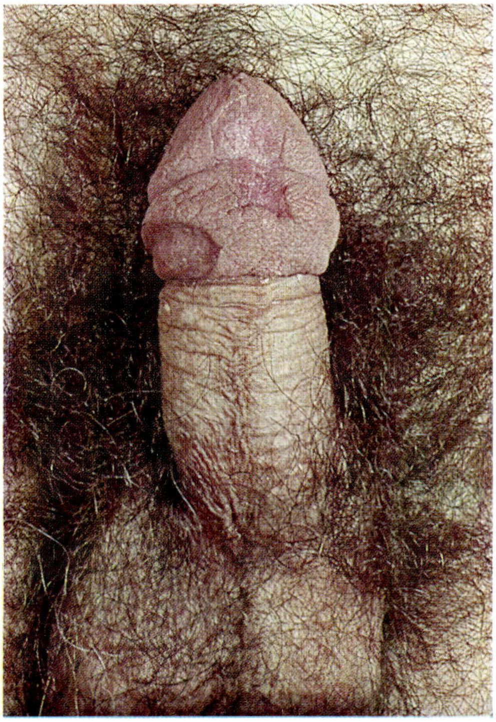

29
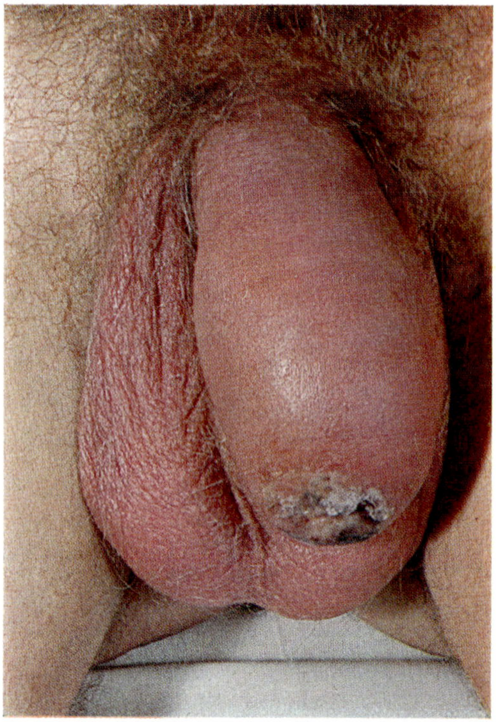

30
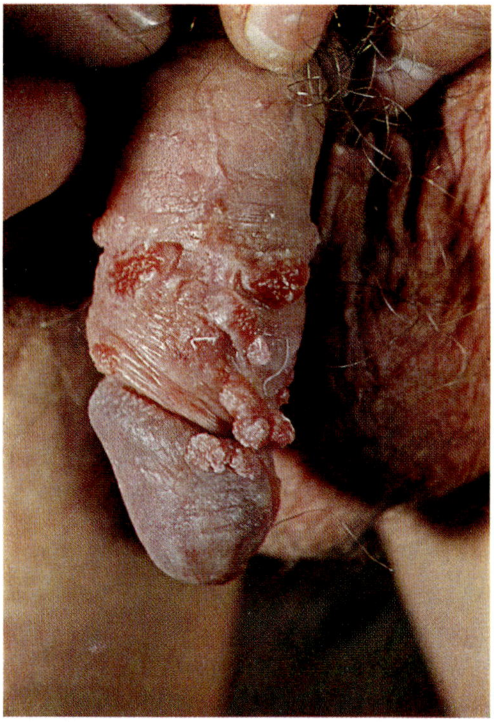

Zwischen der 4. und 8. Woche nach der Infektion werden die klassischen Seroreaktionen allmählich positiv. Das Übergangsstadium der Lues I seropositiva dauert nur etwa 4 Wochen. 8–9 Wochen nach der Ansteckung beginnt das floride Sekundärstadium (Lues II) mit mehr oder weniger stark empfundenen Allgemeinsymptomen. Die klassischen Seroreaktionen sind jetzt meist übereinstimmend stark positiv. In der Regio anogenitalis manifestieren sich häufig breitbasig aufsitzende, nässende und wuchernde Papeln. Diese stark infektiösen Condylomata lata sind wegen ihres Reichtums an Spirochäten sehr gut zur Gewinnung von Serum zum Erregernachweis geeignet.

29 Lues I seropositiva

Glockenschwengel-Form. Nicht sichtbarer, aber tastbarer P.A. im Sulcus coronarius. Indolente Bubonen.

30–34 Lues II

30 Nässende Papeln und Condylomata acuminata.

31 Nässende anogenitale Papeln.

32 Nässende anogenitale Papeln.

33 Perianale Papeln.

34 Perianale beetartige Wucherungen von Condylomata lata.

31

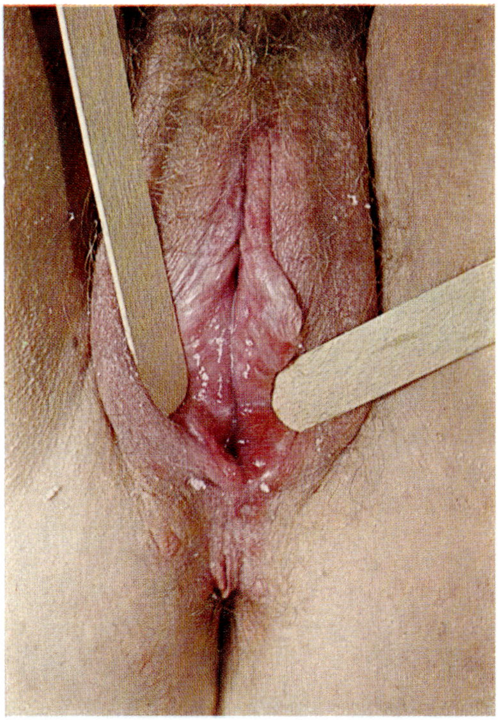

32

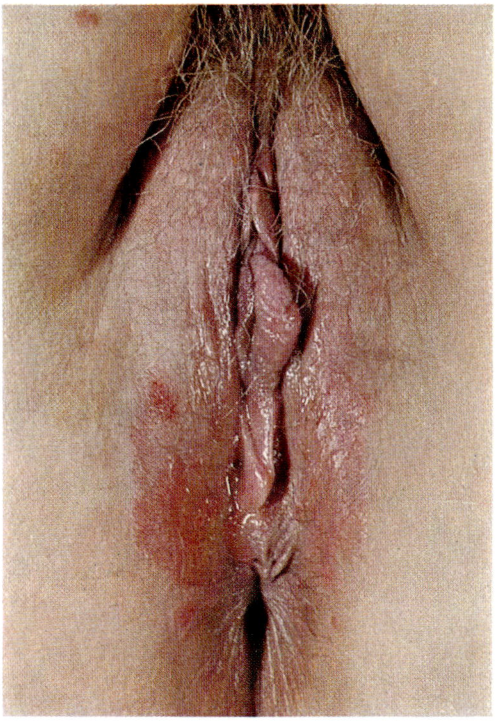

33

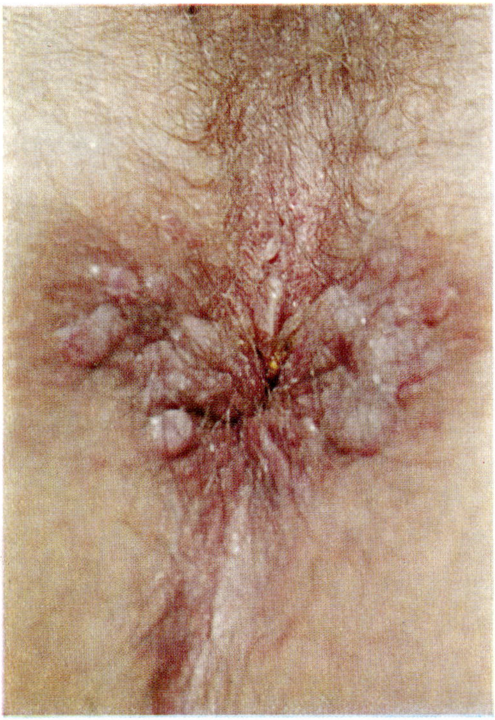

34

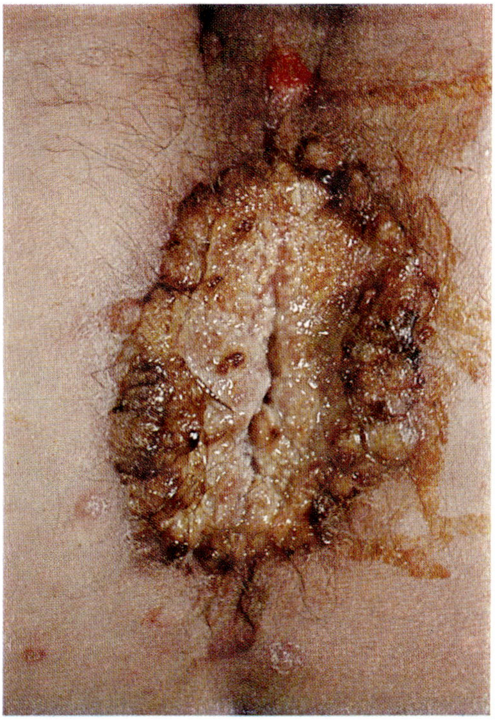

Ulcus molle (weicher Schanker)

Fast nur durch Verkehr übertragene Geschlechtskrankheit. Erregerentdeckung durch DUCREY 1889 und UNNA 1892: Streptobacillus DUCREY-UNNA oder Haemophilus ducreyi. Schon nach 1–3 Tagen entstehen an den Infektionsorten schmerzhafte, weiche, rundovale Geschwüre mit unterminierten Rändern.

35 Erreger des Ulcus molle

Vom Geschwürrand entnommenes Material eignet sich zum Nachweis der fischzugartig angeordneten Stäbchen. Färbungen der Ausstriche mit Giemsa-Lösung oder Löffler-Methylenblau-Lösung.

36 Ulcera mollia

mit häufiger Lokalisation am Frenulum und einseitigem schankrösen Bubo. Kranial Autoinokulationsgeschwür.
DD: Luischer Primäraffekt oder auch Doppelinfektion: Ulcus mixtum, schankriforme Pyodermie, ulzeröses Tuberkulid, Lymphopathia venerea NICOLAS-FAVRE.

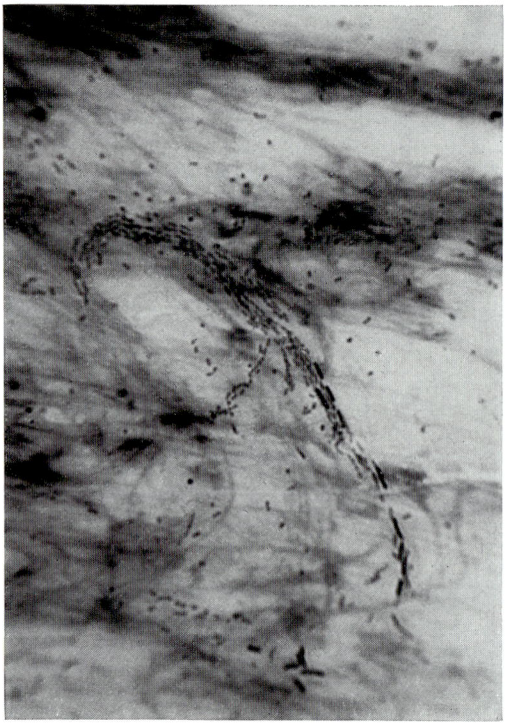
35

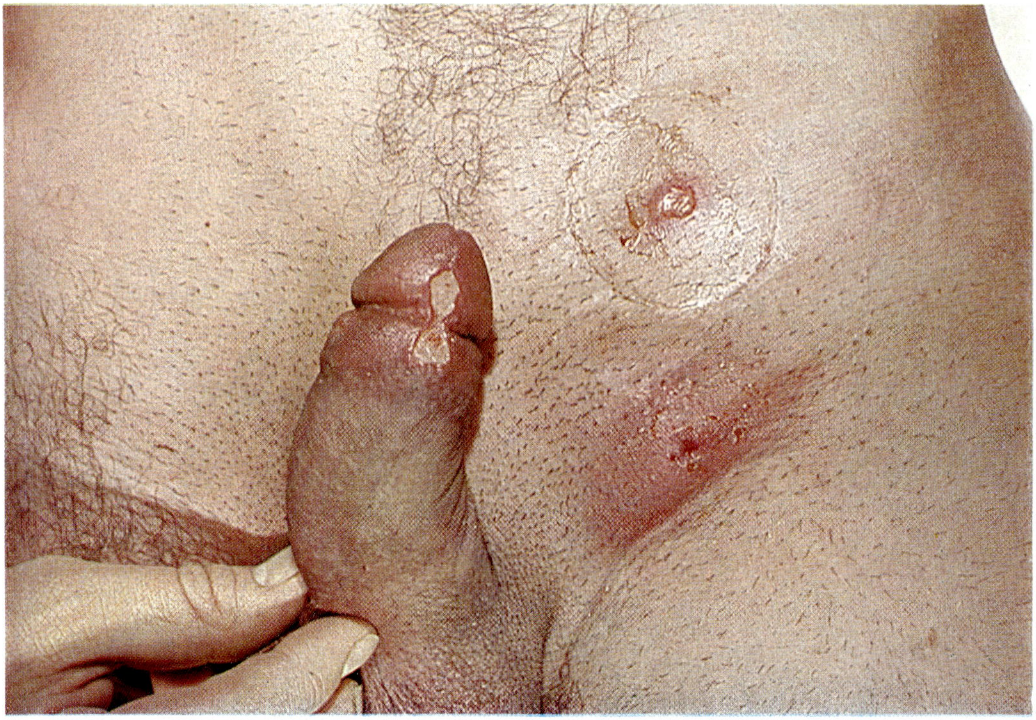
36

Pyodermien

Erreger sind pyogene Keime wie Strepto- und Staphylokokken. Die Eiterkokken infizieren die Epidermis und ihre Anhangsgebilde.

37 Pyodermia chancriformis

DD: Luischer Primäraffekt, Ulcus molle.

38 Karbunkel

Erreger: Staphylococcus aureus haemolyticus.

39 Erysipel (Wundrose)

Oft sind Rhagaden die Infektionspforten für Streptokokken zum Befall kutaner Lymphbahnen. Nach Stunden oder 1–2 Tagen Entwicklung einer akuten Infektionskrankheit mit unterschiedlich erhöhter Körpertemperatur. Gefürchtet sind Sonderformen mit Ausbildung von Blasen, Nekrosen und Phlegmonen. Rezidivneigung.
DD: Kontaktdermatitis, dabei wird weniger über Schmerz und Spannung geklagt. Juckreizbelästigung ist vorherrschend.

37

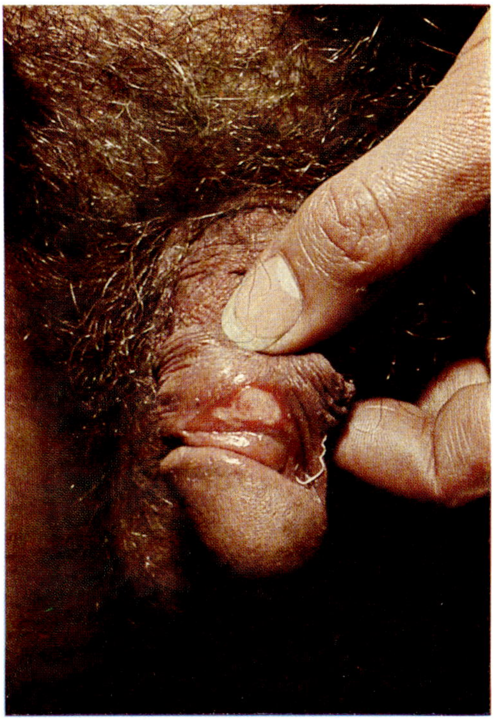

38

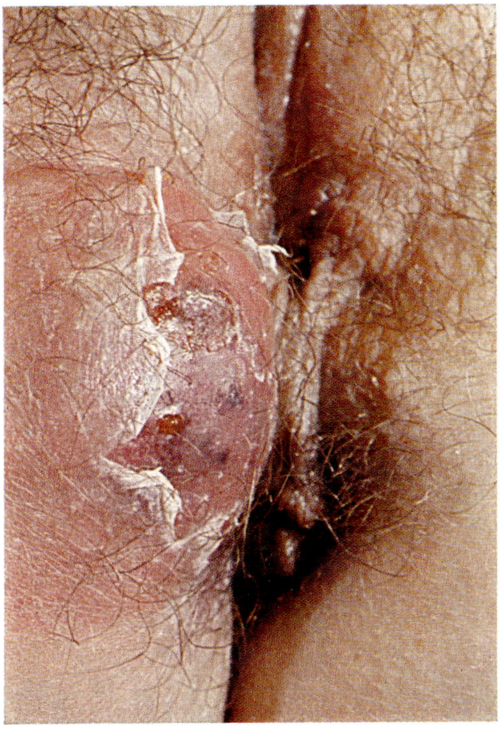

39

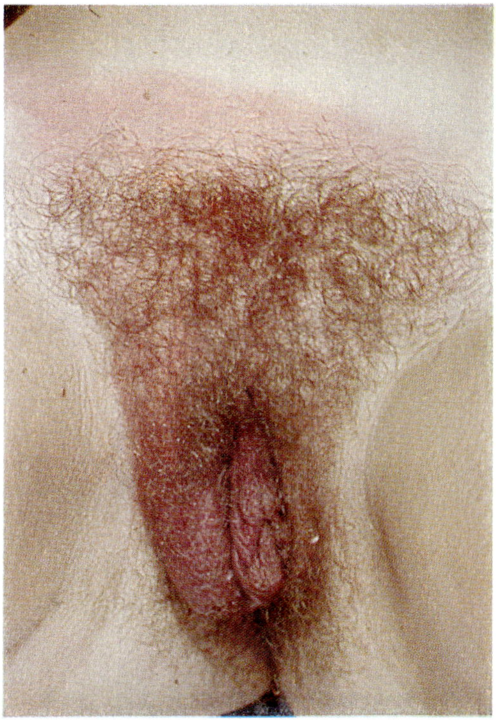

40

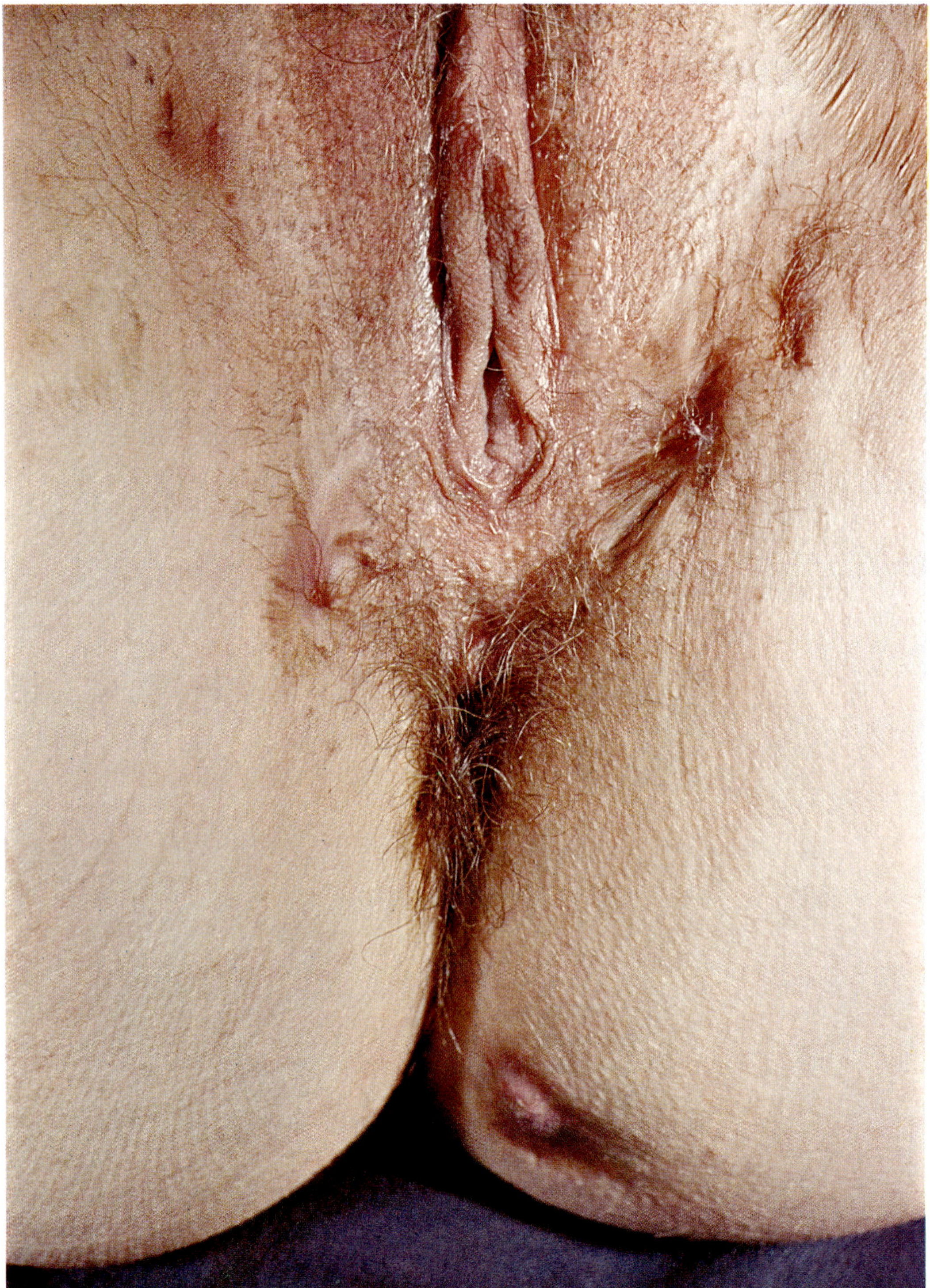

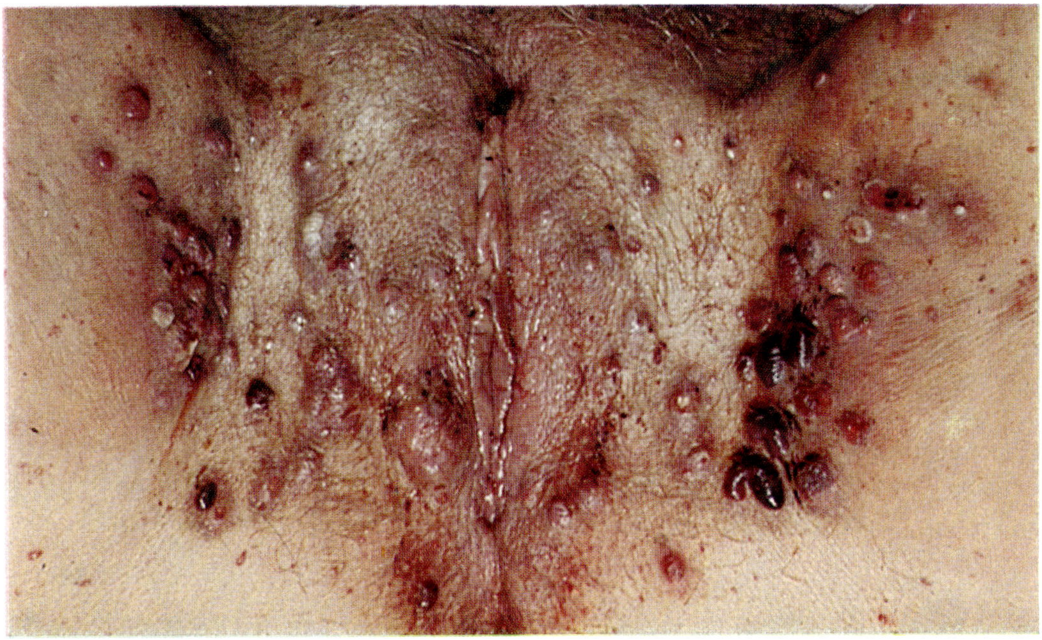

41

40 Acne conglobata

als Beispiel genitokruraler Fistelungen.
DD: Spätstadium der Lymphopathia venerea NICOLAS-FAVRE, Tuberculosis subcutanea fistulosa, bakterielle Granulome, seltene Mykosen usw.

41 Pyodermia pustulosa, haemorrhagica et necroticans

bei Myelose. Nekrosen mit Kokkenrasen.

42 Ecthyma

Nekrotisierendes Streptokokkenulkus am Skrotum durch Abwehrschwäche bei Kachexie.

43 Penisphlegmone

bei Strangulationsgangrän durch Paraphimosenschnürring. Fluktuation, Lymphadenitis.

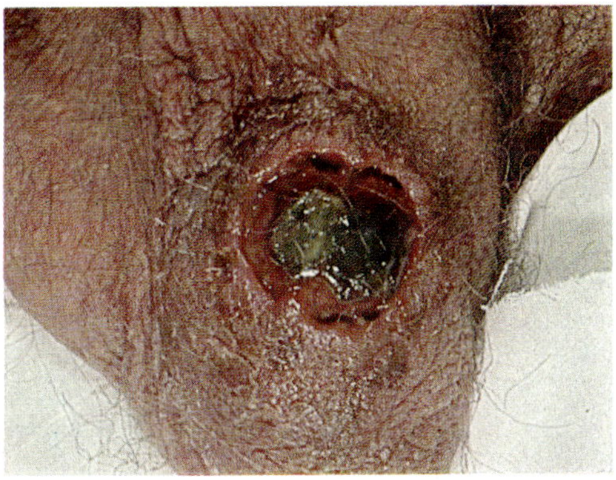

42

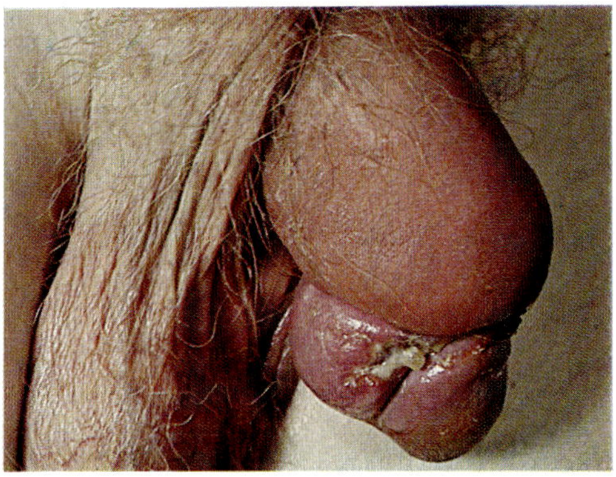

43

Tinea — Mykosen — Pilzerkrankungen

Mit mikroskopischen Untersuchungen können oft Ursachenerwägungen bestätigt werden. Eine mykologische Differenzierung ist aber nicht möglich. Zur Bestimmung der Art ist eine kulturelle Differentialdiagnose erforderlich. Für die Festlegung der Behandlung bewährt sich die Einteilung in Dermatophyten (Fadenpilze), Sproßpilze (Hefen) und Schimmelpilze.

44 Kulturbeispiel

bei einer genitokruralen Mykose. Befund: Trichophyton mentagrophytes.

45 Tinea inguinalis (Eccema marginatum, Epidermophytia inguinalis)

Peripher betonter Randsaum.

46 Tinea inguinalis

Mißlungener Erregernachweis wegen antimykotischer Vorbehandlung.

47 Mikrobielles Ekzem

Kein Wachstum pathogener Pilze. Bakterielle Besiedelung.

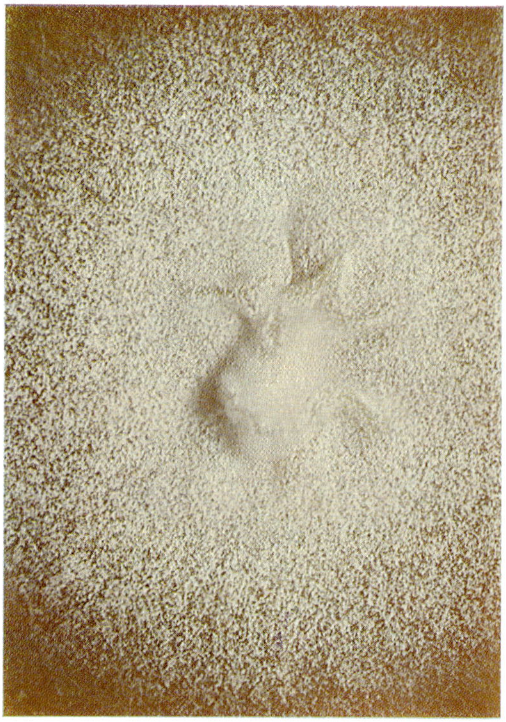
44

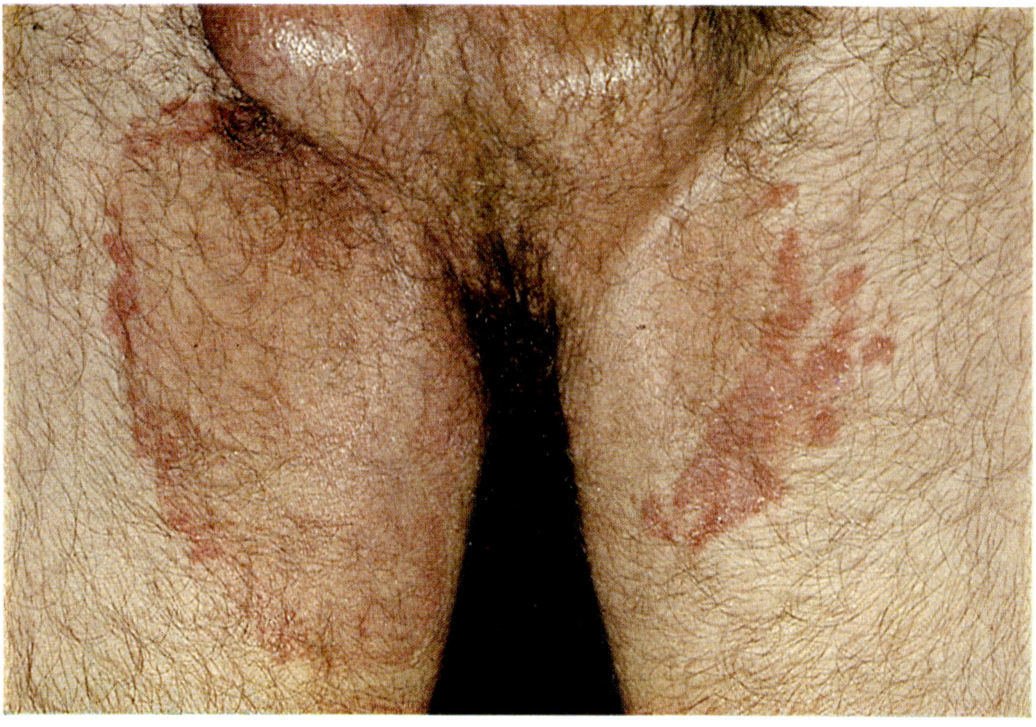
45

46

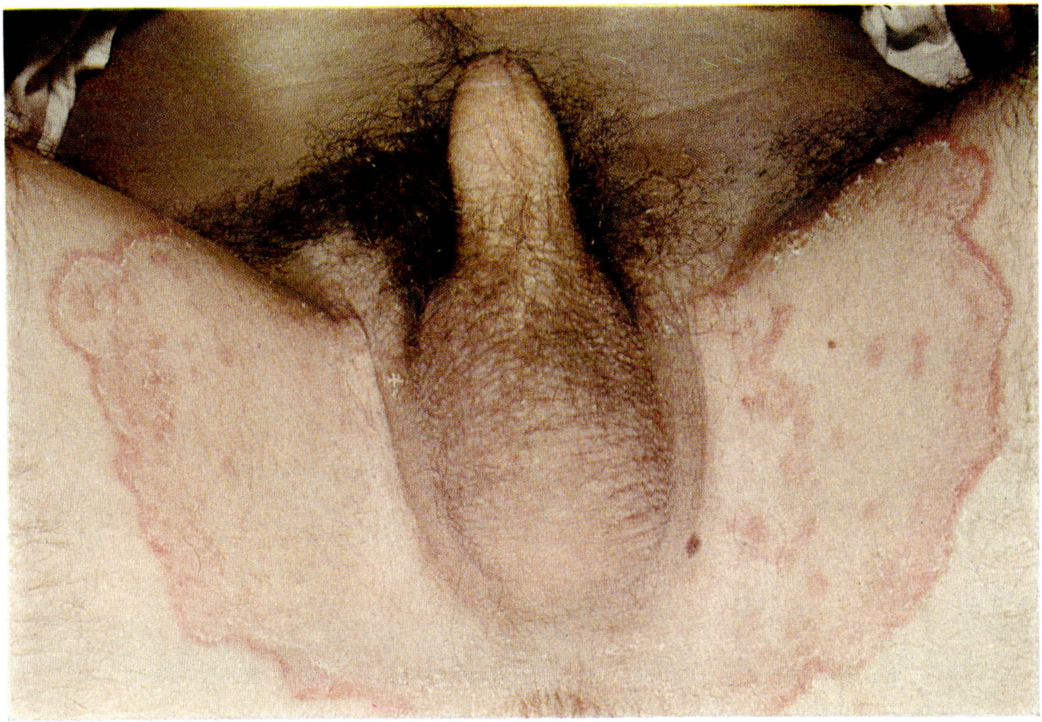

47

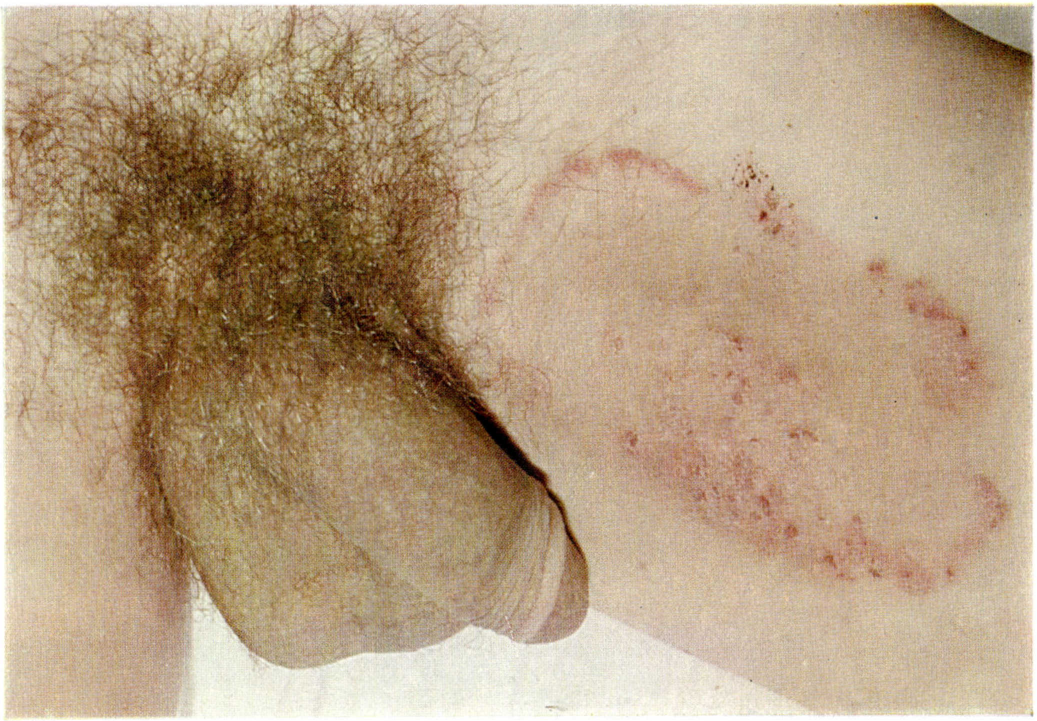

48

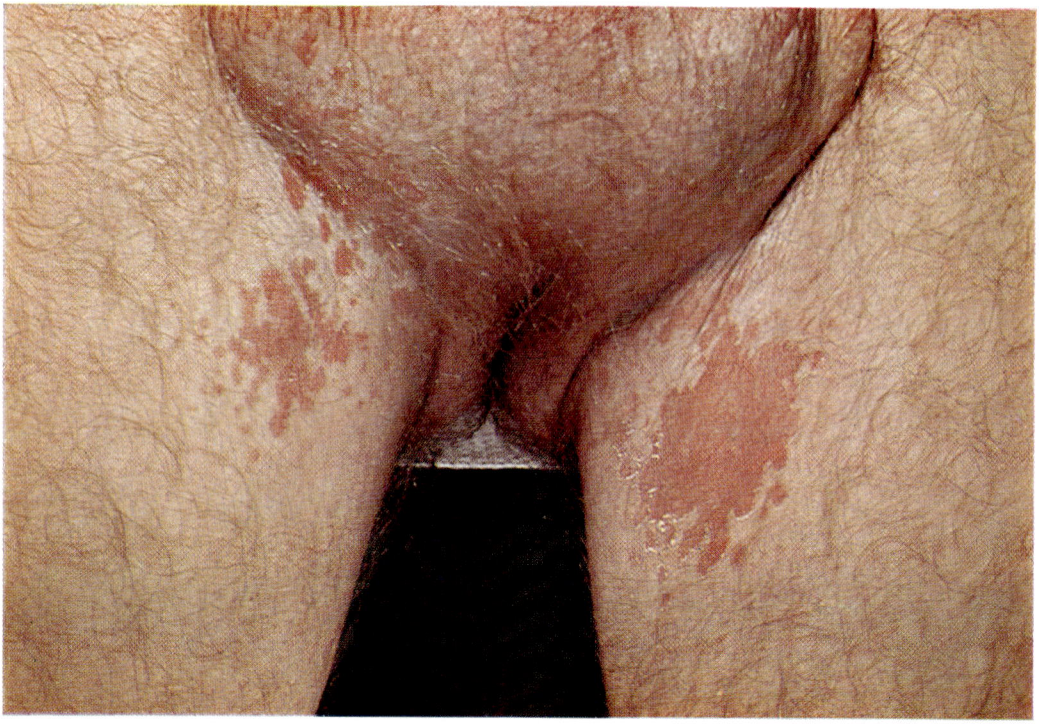

49

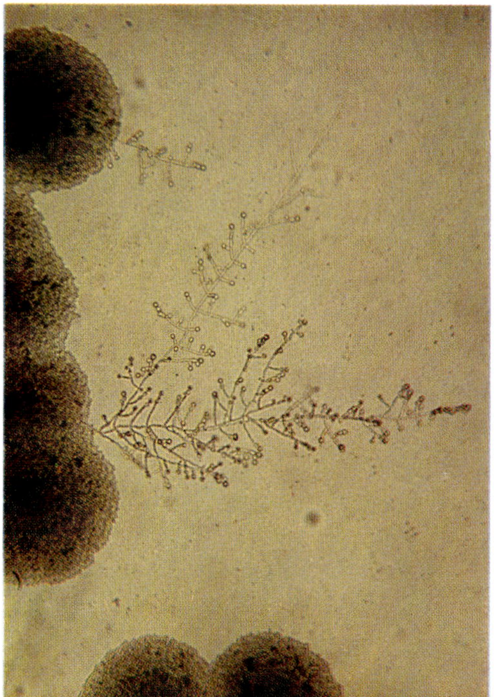

50

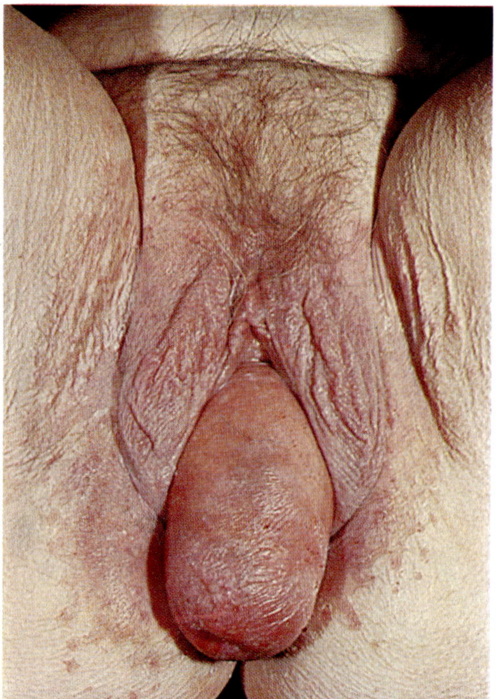

48 Erythrasma

im Anfangsstadium. Corynebacterium fluorescens. Herde fluoreszieren im WOOD-light rot.

49 Candida albicans

Terminale Zellen des Pseudomyzels schnüren sich als runde, dickwandige Zellen ab: Dauersporen oder Chlamydosporen.

50 Anogenitale Kandidose (Moniliasis, Soor)

Infektförderung durch Diabetes mellitus. Reinfektionen aus Besiedelungen von Gallenblase, Darm und Scheide. – Uterusprolaps.

51 Trichophytia profunda

Zum Erregernachweis eignen sich besonders Haare des schwammigen Herdes.

52 Intertriginöse Kandidose, Soorvaginitis

53 Tinea oder Epidermophytia inguinalis

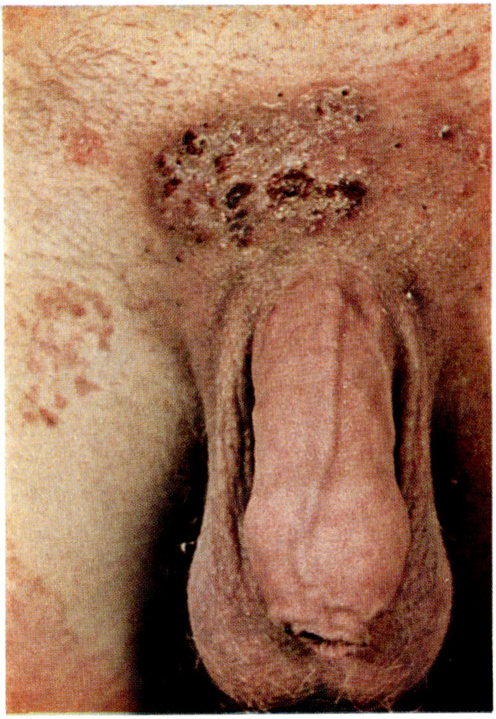

51

52

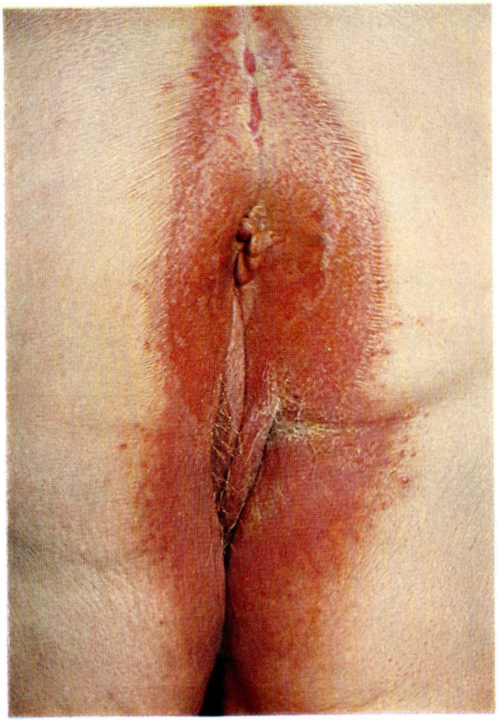

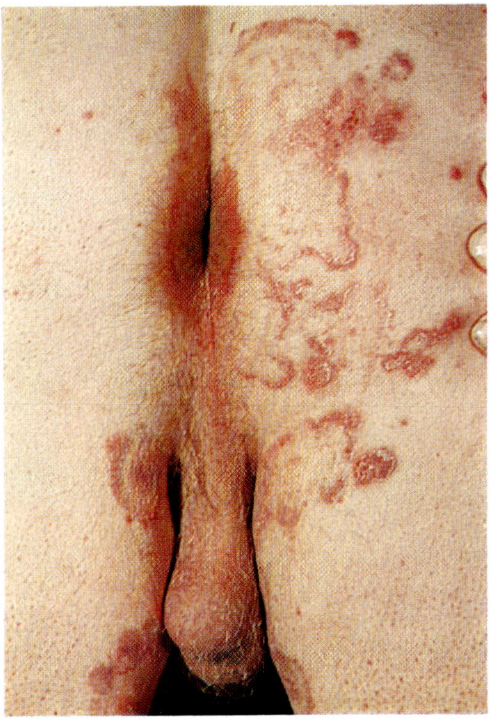

53

Epizootien – Erkrankungen durch Ektoparasiten – Epizoonosen

54, 55 Phthirus pubis, Morpio, Filzlaus

Übertragung meist direkt auf behaarte Körperstellen mit apokrinen Schweißdrüsen.

55 Nissen

Vom Haar nicht abstreifbar, mit Embryonen und erhöhten Mikropylenzellen.

56, 57 Ixodes ricinus (Zecke)

Beim mehrtägigen Blutsaugen sind die Mundwerkzeuge fest in der Haut verankert.
Bißfolgen: Narben, Granulome, durch Erregerübertragungen: Erythema chronicum migrans, Acrodermatitis chronica atrophicans usw.

58 Pediculosis pubis

59 Genitale Krätzemilbengänge (Skabies)

imponieren als erodierte Papeln.

60 Acarus siro

Weibliche Skabiesmilbe in Dorsalansicht.

54

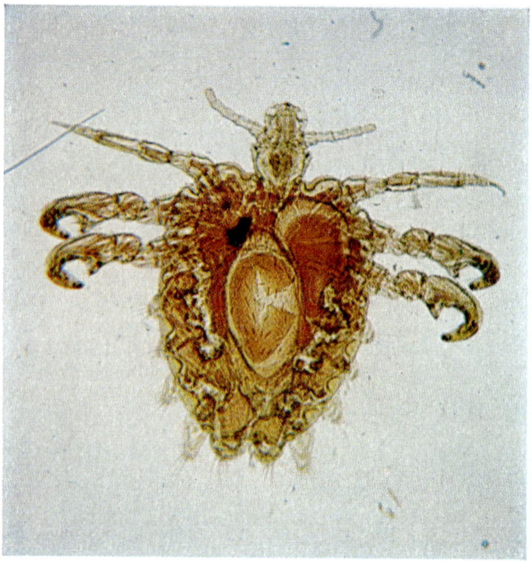

55

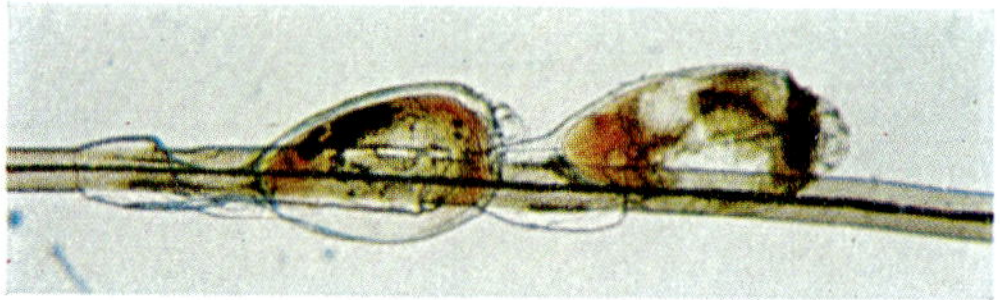

56

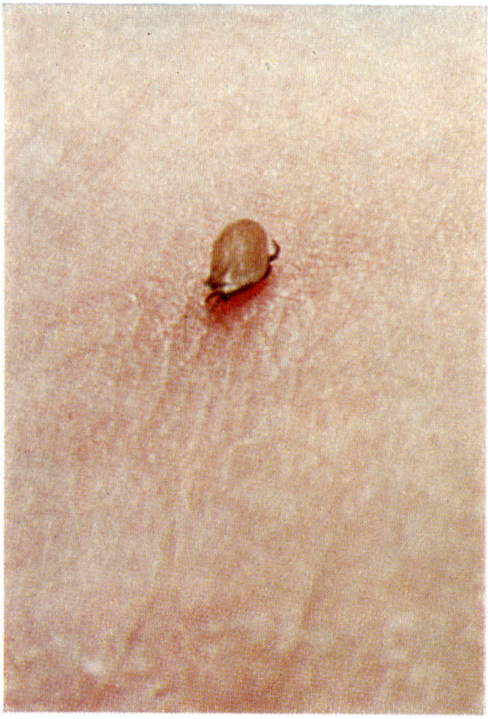

57

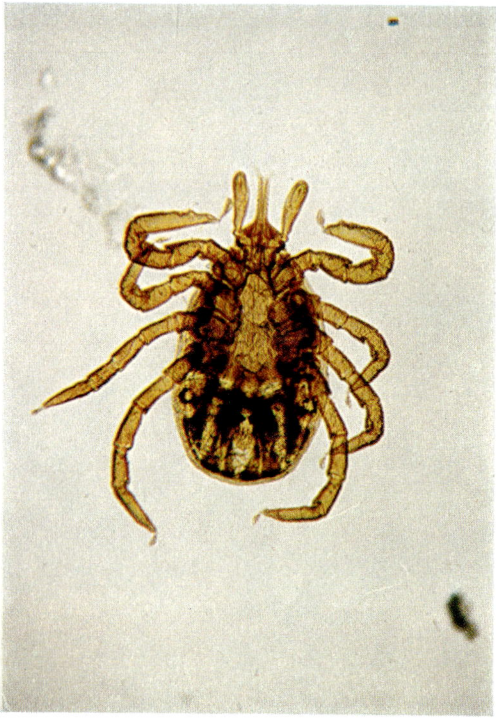

58

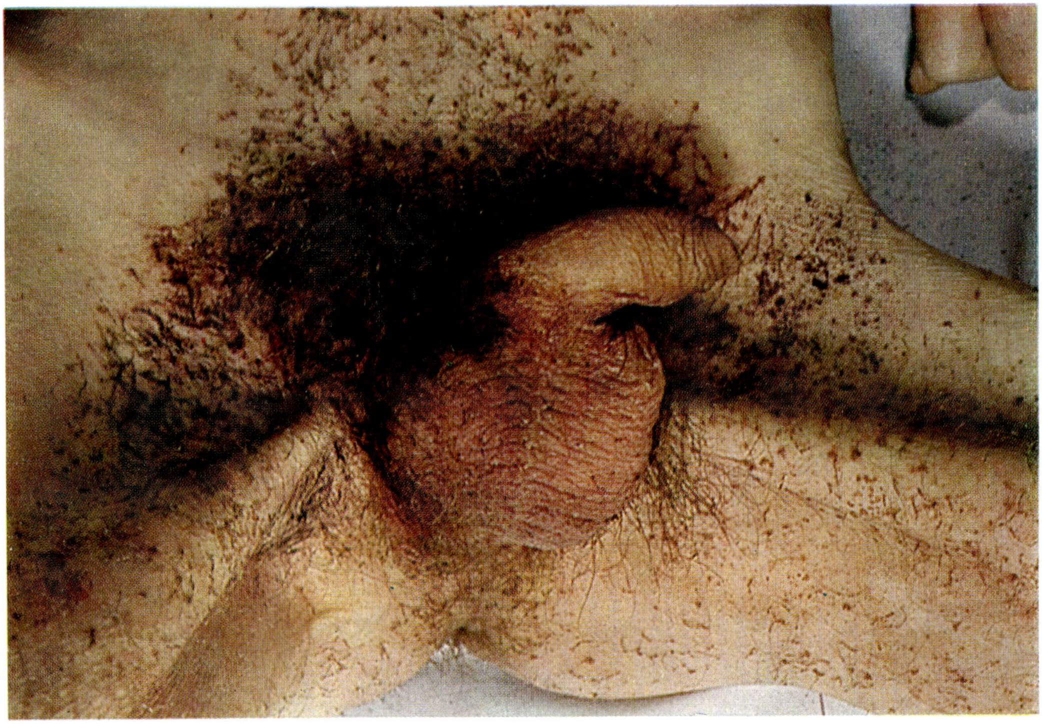

59

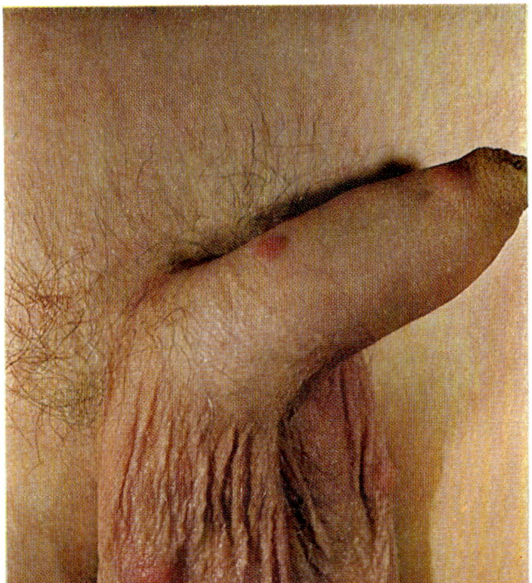

60

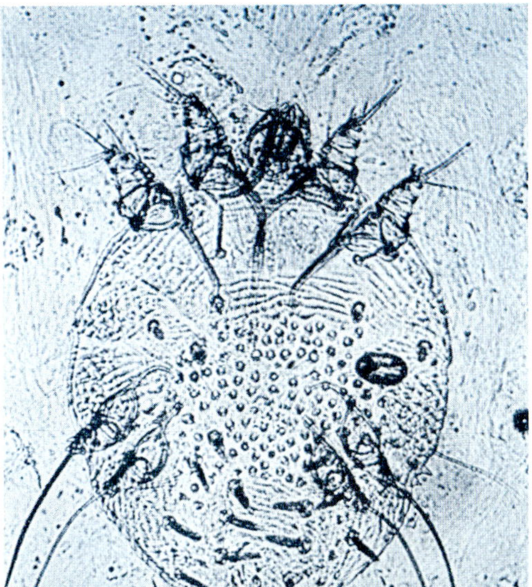

Intoleranzreaktionen

61 Kontaktekzem durch Toilettenbrille

62 Kontaktekzem des Analtrichters

nach Anwendung von Hämorrhoidensalben und -zäpfchen.

Ekzematogene der Regio analis:
Grundlagen, Konservierungszusätze und Wirkstoffe von Mitteln zur Desinfektion (Pilze, Bakterien, Würmer), Juckreiz-, Schmerz- und Blutstillung. Toilettenpapier. Präparierte Reinigungstücher. Vorlagen. – Nach oral verabreichten Laxanzien mit Dioxyanthrachinonum entwickelt sich im Kolon Dithranol, das dann die davon zu erwartende perianale Dermatitis verursacht.

63 Mikrobielles Ekzem

64 Windeldermatitis mit sekundärer Kandidiasis

65 Kontaktekzem durch Kunststofftextilien

Allergene:
Fasern, Farben, Appreturen und Waschmittel.

66, 67 Kontaktekzem durch Intimpflegemittel

Kontaktnoxen der Regio pudendalis:
Kondome, chem. Antikonzipienzien, Desodoranzien, Vorlagen, Slips, Fluormittel, Pessare, Reinigungsmittel, Parfüme, Depilatorien, gefärbte Watte usw.

68 Berufsbedingtes Kontaktekzem durch Teakholz

69 Fixes Arzneimittelexanthem

durch ortsgebundene spezifische Antikörper nach Pyrazolondragées. Gelegentlich auch bevorzugt genital nach Verordnung von Barbituraten usw.

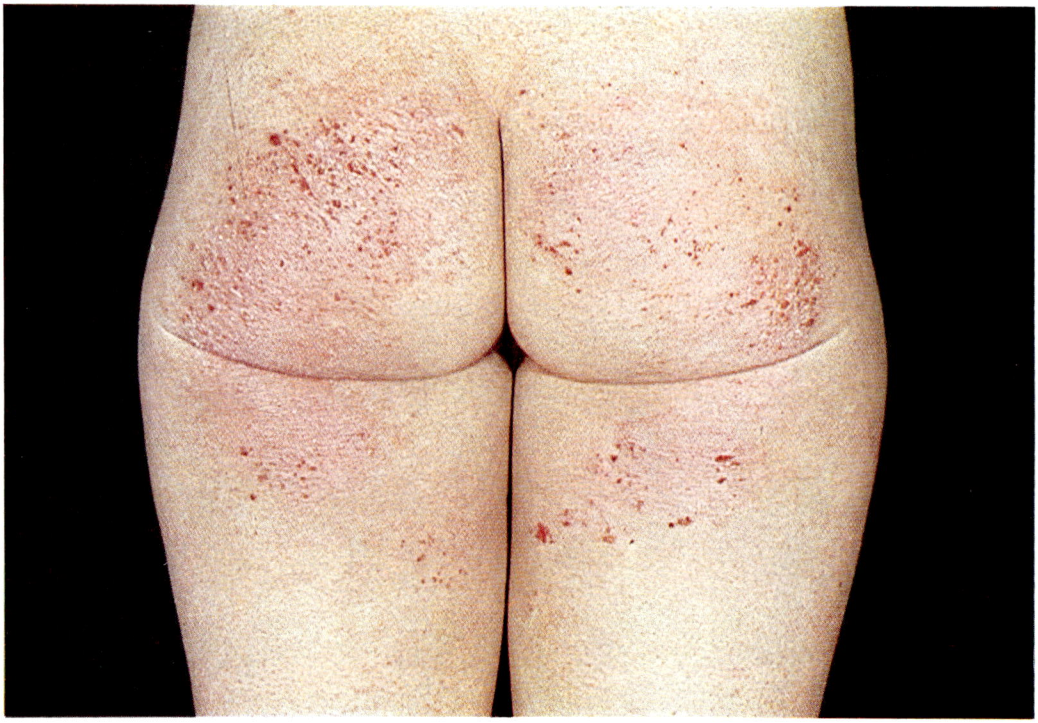

61

62

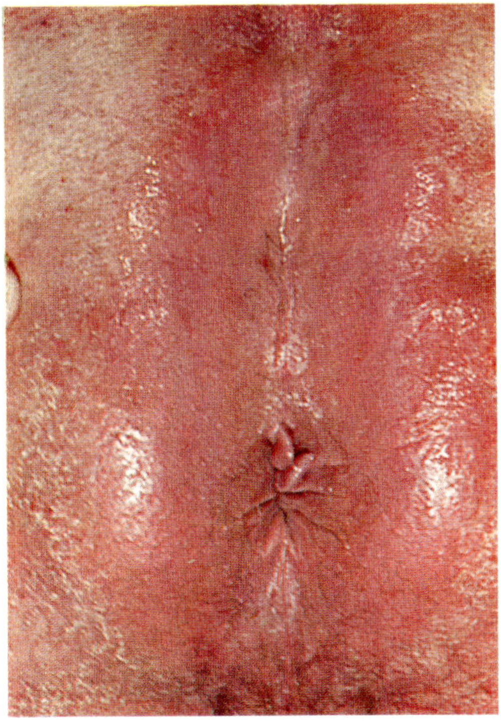

63

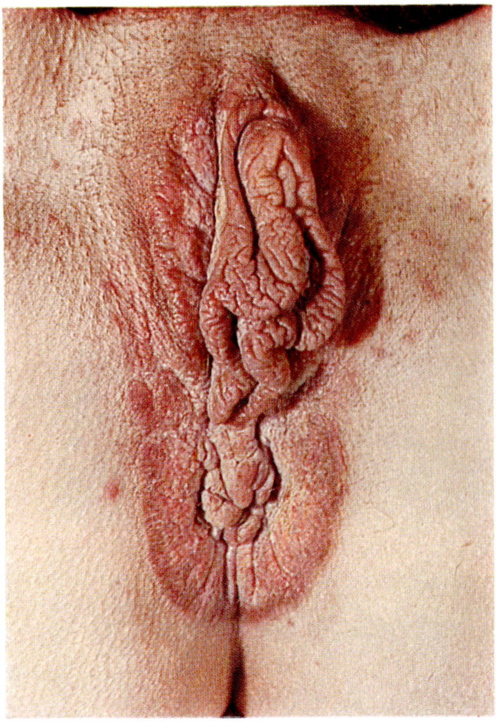

64

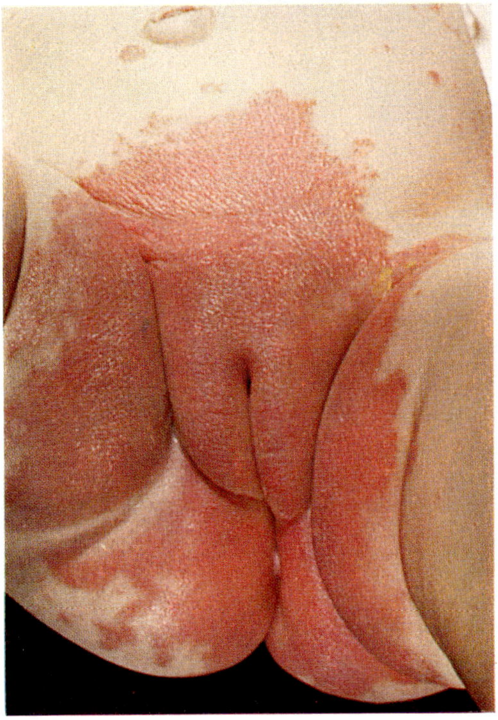

65

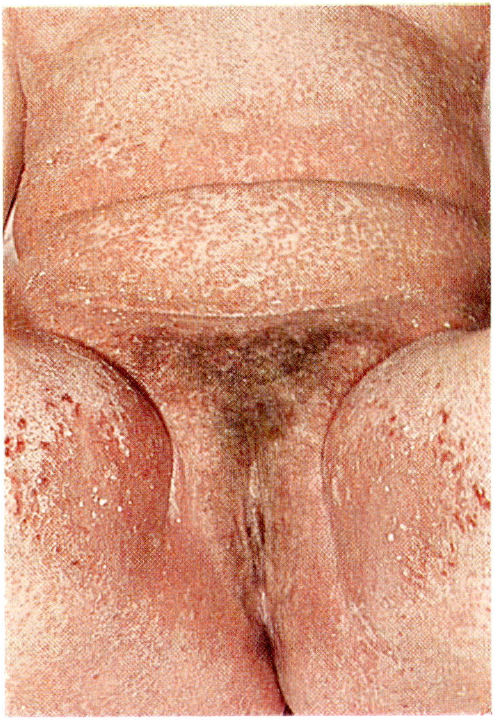

66

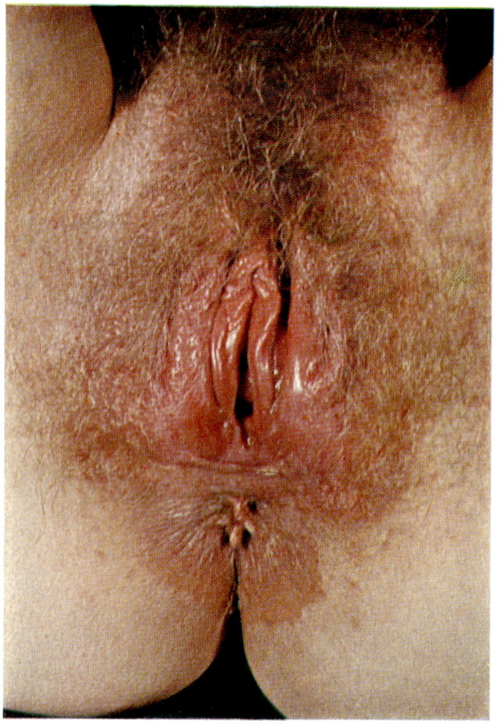

67

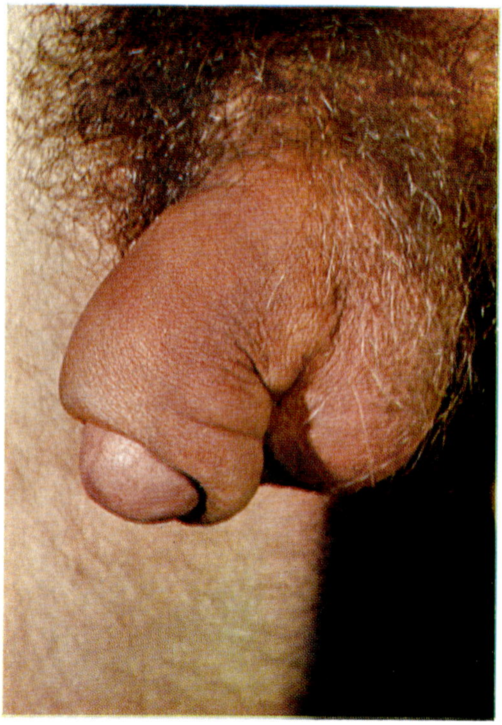

68

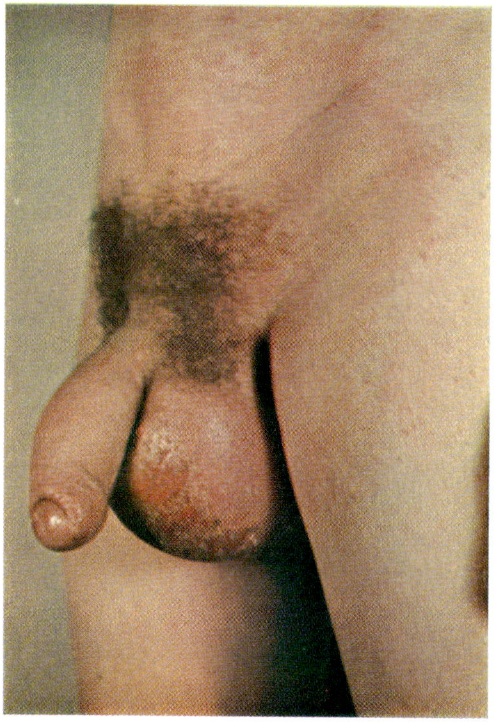

69

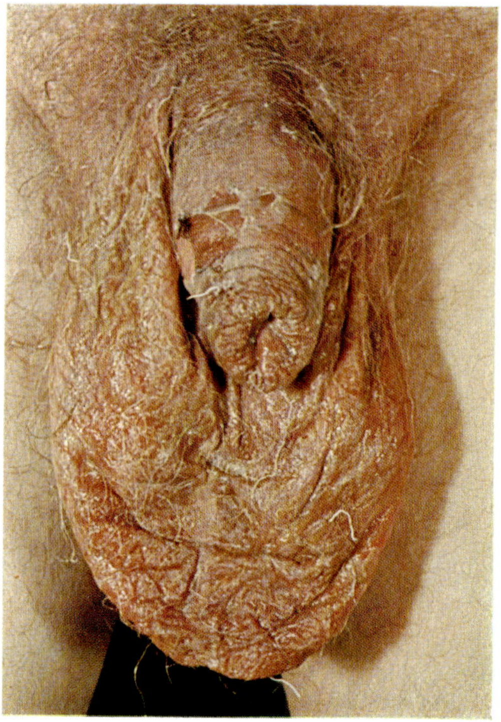

70

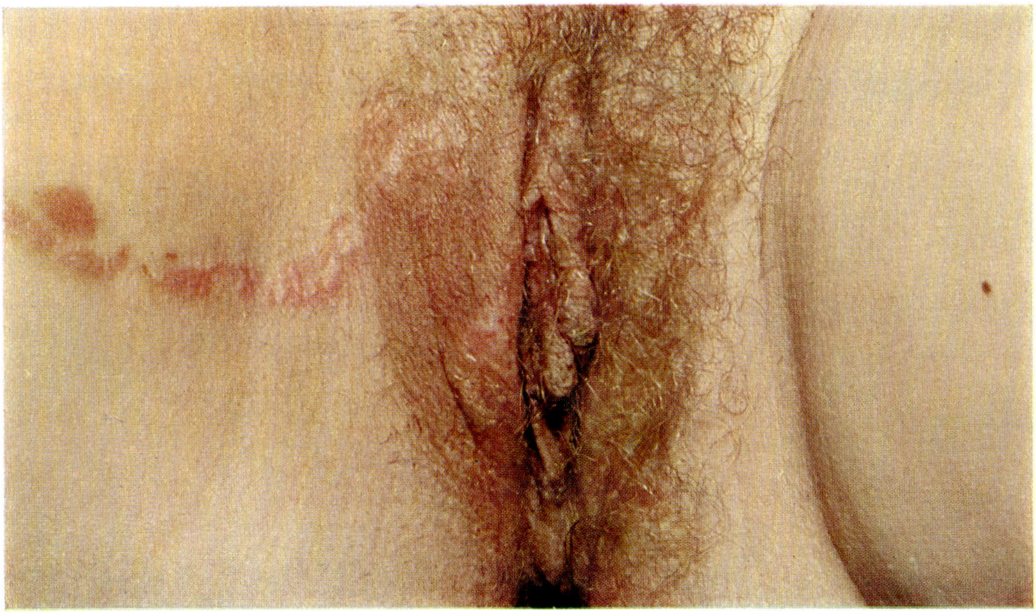

70 Eccema striatum

DD: Lichen ruber striatus.

71 Lineare Kontaktdermatitis

Entstanden durch Herablaufen einer sonst gut vertragenen Hautdesinfektionslösung. Strichförmige Schweißmazerationsschäden nach längerer Lagerung auf dem Operationstisch disponierten an beiden gegeneinander gedrückten Oberschenkelinnenflächen zur besonderen Genese und Form der Irritation.

71

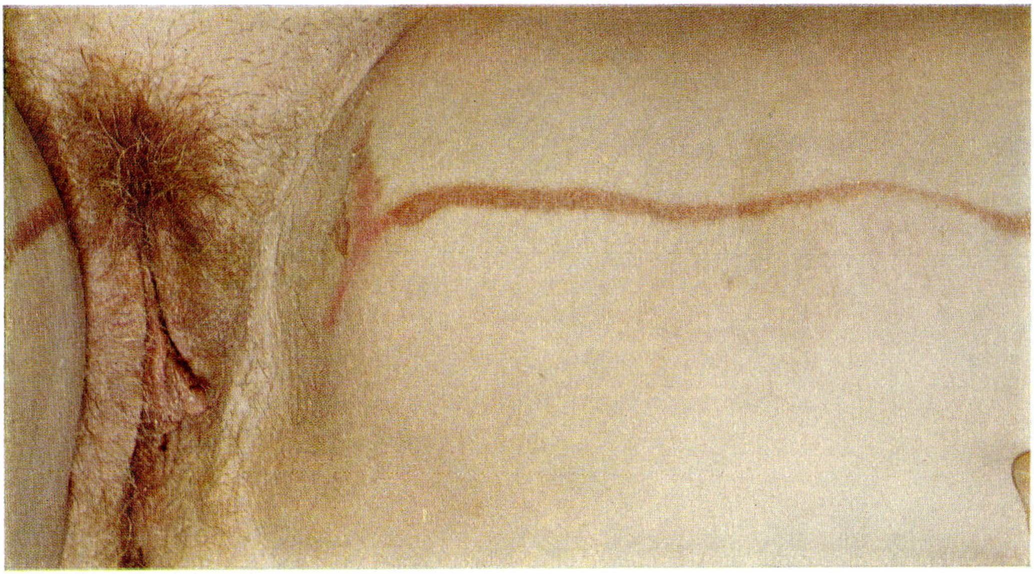

Physikalische und chemische Schäden

72, 73 Dekubitalulkus
durch Penisklemme.

74 »Penisfraktur«
Hämatomartige Blutung durch traumatische Ruptur der Corpora cavernosa. – Offene Verletzungen von Penis und Skrotum sind selten. Ursachen: Verkehrs- und Betriebsunfälle, Schuß und Biß.

75 Atrophische Kortikosteroidhaut mit Teleangiektasien
nach mehrjähriger Anwendung von Kortikoidexterna und -suppositorien.

76 Nebenwirkungen nach Langzeitbehandlung mit Steroidhormonzäpfchen
Analtrichter eines einjährigen Kindes mit Hautmazeration durch perianale Okklusionsbedingungen, Follikelhypertrophie, Follikulitiden und lokalisierte Hypertrichosis.

77 Pechhaut
am Skrotum eines 59jährigen Arbeiters einer Brikettfabrik. Seit über 20 Jahren bekannte Berufserkrankung mit wiederholten Entartungen zu Spinaliomen. Sonst bietet die Haut den Zustand einer chronischen Entzündung mit Oberflächenunebenheiten durch follikuläre Papeln, Pusteln und Keratosen. Farblich abwechslungsreich durch flächenhafte, fleck- und netzförmige Hyperpigmentierungen.

78 Lymphangiektatische Pseudozysten
Typische Entwicklung auf verändertem Terrain durch vorausgegangene Karzinomexstirpation und Röntgennachbestrahlung. Quälender Juckreiz.

79 Lymphangiektatische Pseudozysten,
schon länger bestehend, blassen ab, werden derber und entwickeln Hyperkeratosen. – Gestörte Lymphabflußverhältnisse nach operativem Verschluß der Vulva wegen Schamlippenkarzinom und Gebärmuttervorfall. Röntgenoderm als Folge der Nachbestrahlung.

80, 81 Carcinoma spinocellulare penis
vor und nach erfolgreicher Strahlentherapie (schnelle Elektronen des Betatrons).

82 Penisamputation nach sehr weit fortgeschrittenem Peniskarzinom
Radikale Operation und Ausräumung der regionalen Lymphknoten sind hier gerechtfertigt. → Harnröhrenmündung.

83 Kombinierter Röntgen-Radium-Schaden
Radiatio vor 13 Jahren wegen Portio-Ca. – Gefäßerweiterungen, intertriginöse Ulzera, lymphgestaute Labienreste, Candida-albicans-Superinfektion, Darm- und Knochenschäden.

72

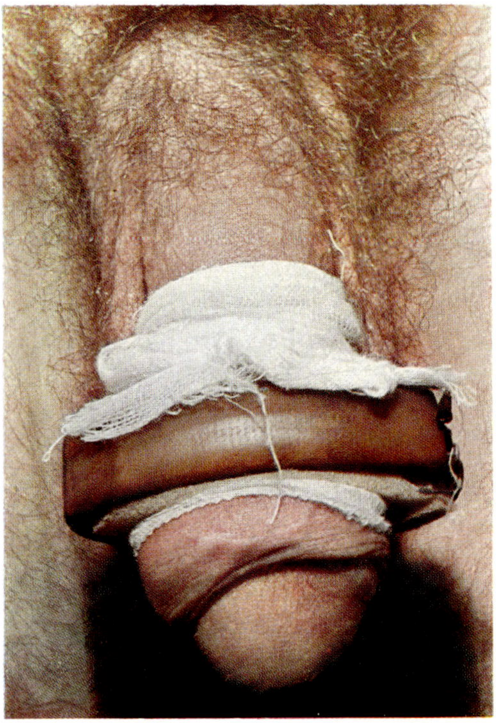

73

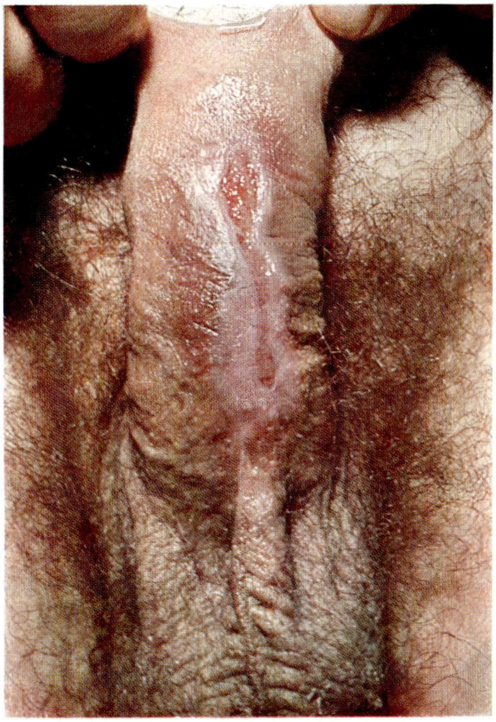

74

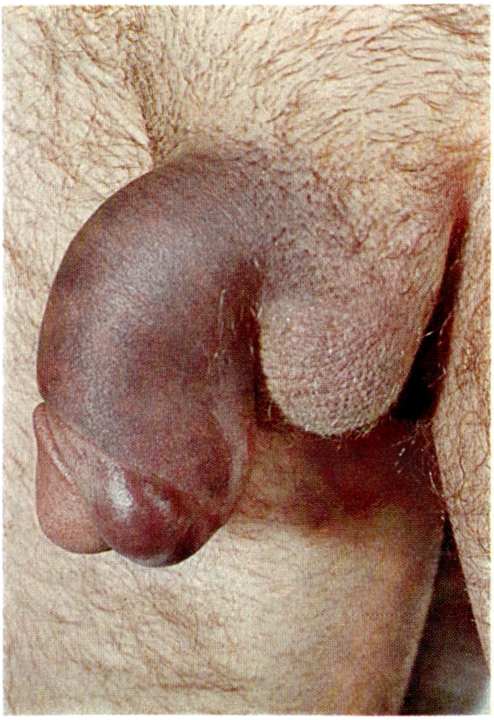

75

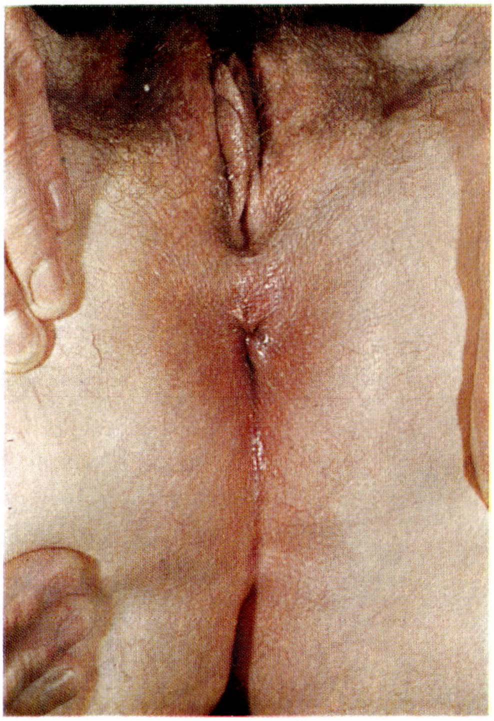

76

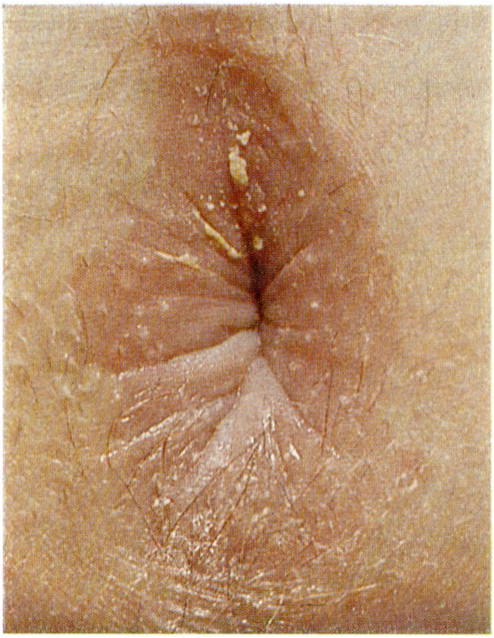

77

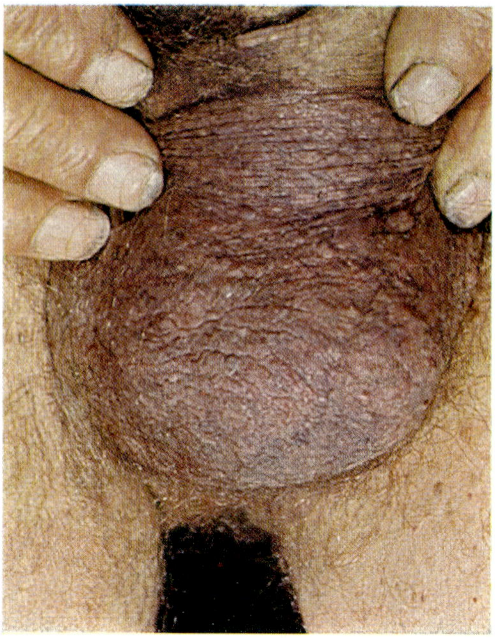

78

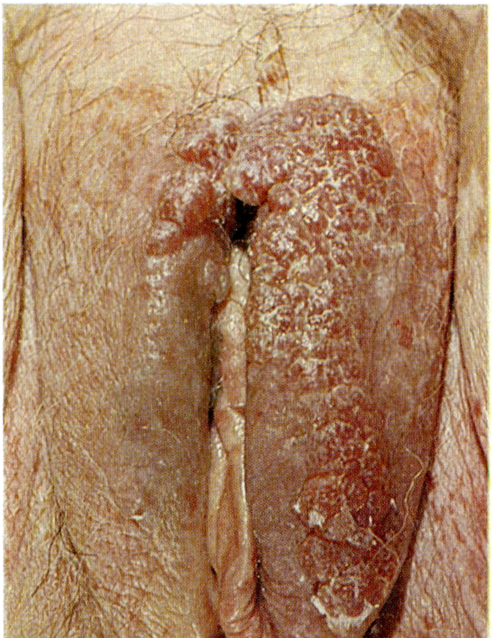

79

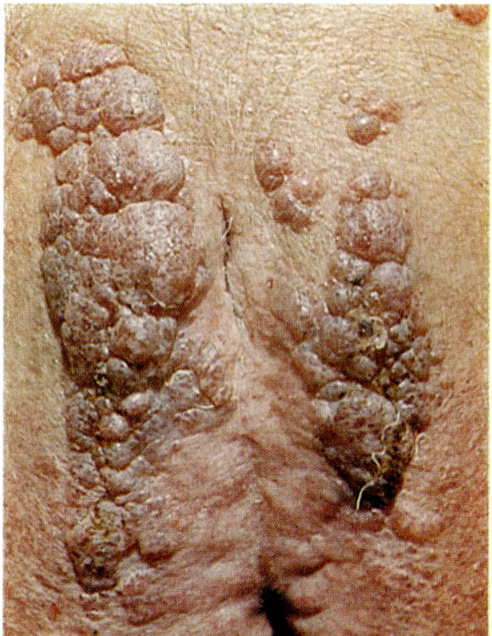

80

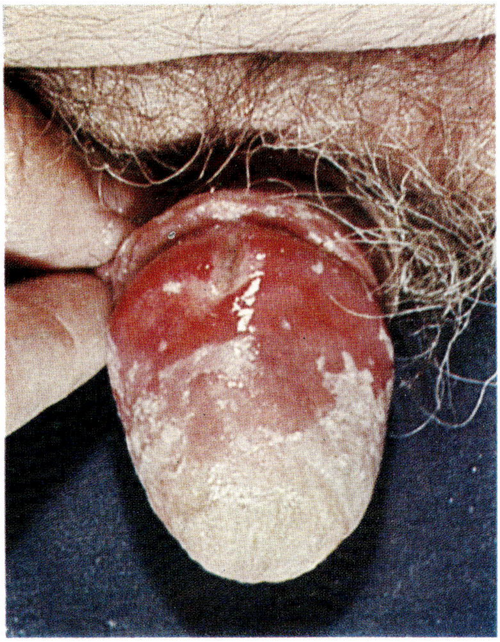

81

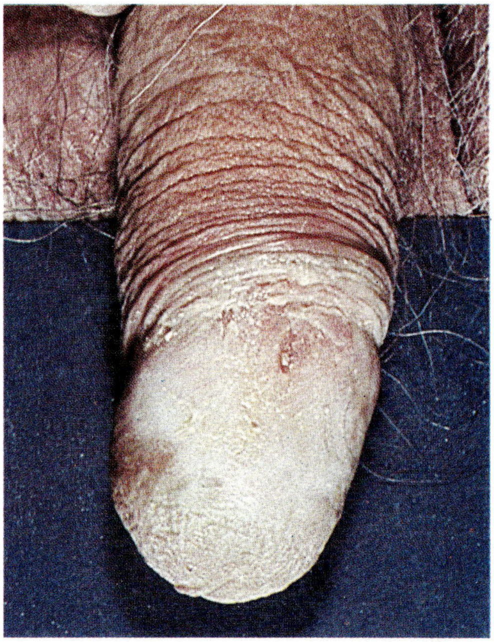

82

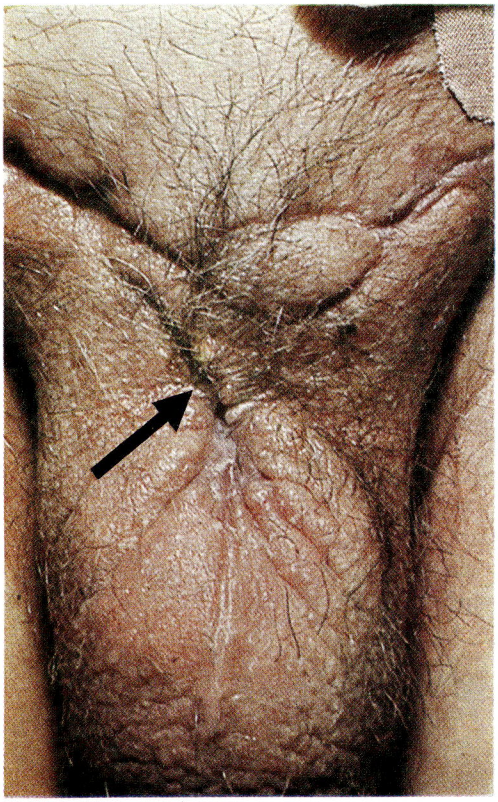

83

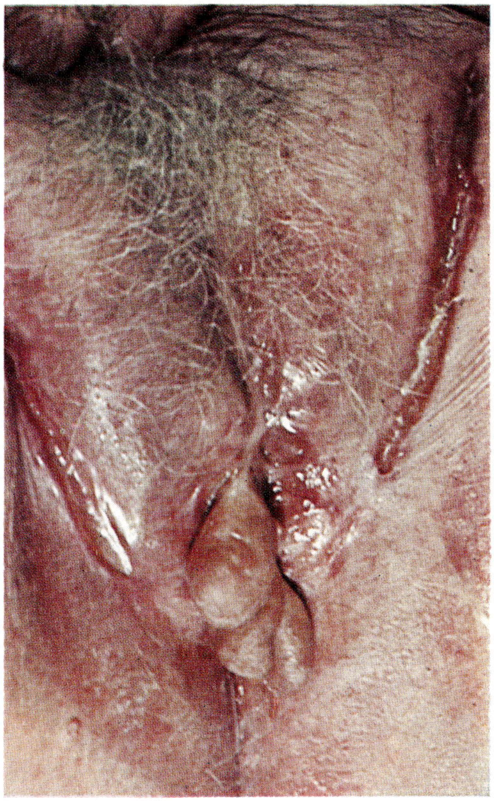

Erythematöse, erythemato-squamöse und papulöse Dermatosen

84 Erythema exsudativum multiforme: Kokardenherde

Allergische Reaktion auf Infekterreger oder/und Arzneimittel, interkurrent bei Leukämie und Morbus HODGKIN, nach Strahlentherapie maligner Tumoren.

85 Erythema exsudativum multiforme

Schwere Verlaufsform mit pluriorifiziellen, hämorrhagisch-bullös-krustösen Schleimhautveränderungen: STEVENS-JOHNSON-Syndrom.

86 Parapsoriasis en plaques BROCQ

Gelb bis rotbräunliche Herde mit scharfen und verwaschenen Grenzen. Juckreiz bei Austrocknung. Herdinfiltrate können Initialerscheinungen einer Mycosis fungoides sein.

87 Erythema exsudativum multiforme

88 Psoriasis vulgaris

Inverse oder intertriginöse Form ohne die sonst typische Schuppung.

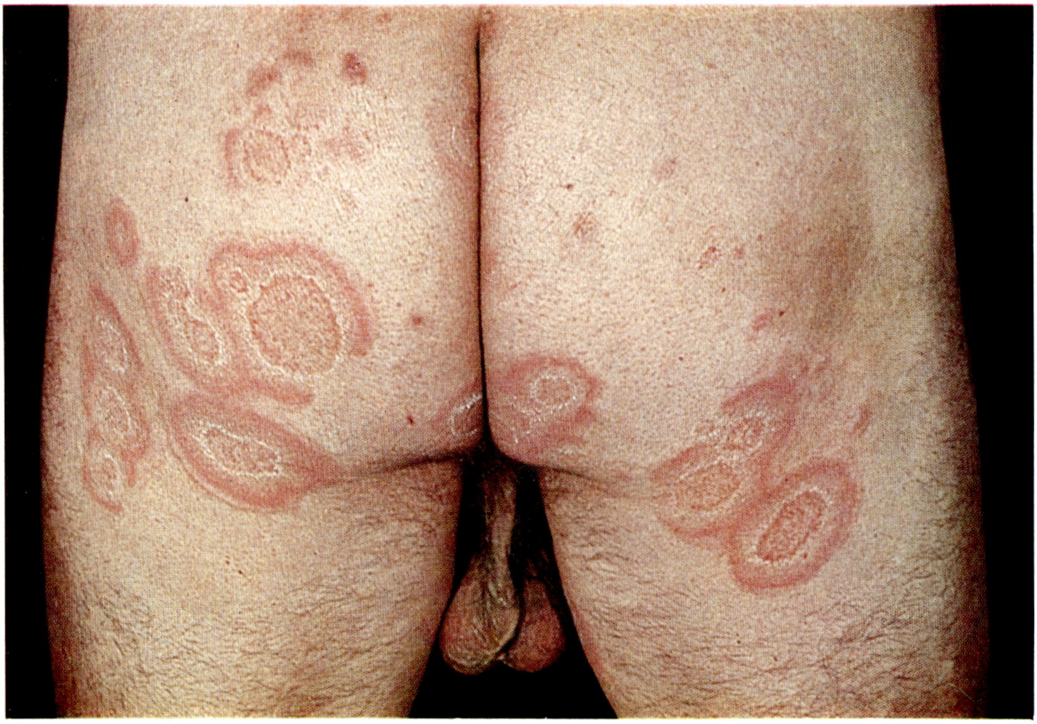
84

85

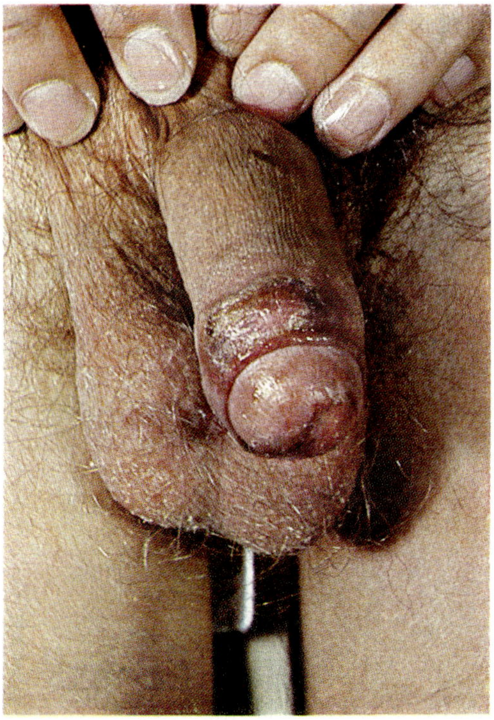

86

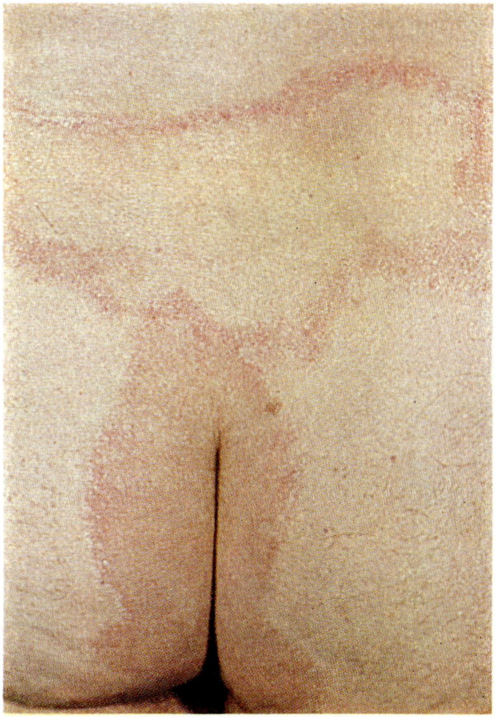

87

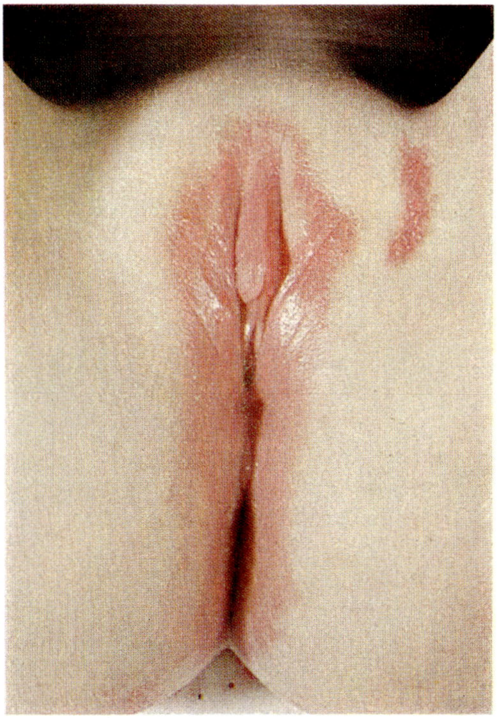

88

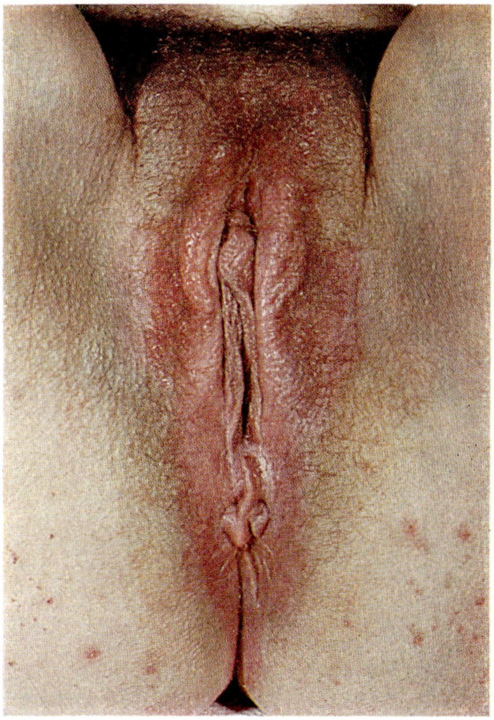

89

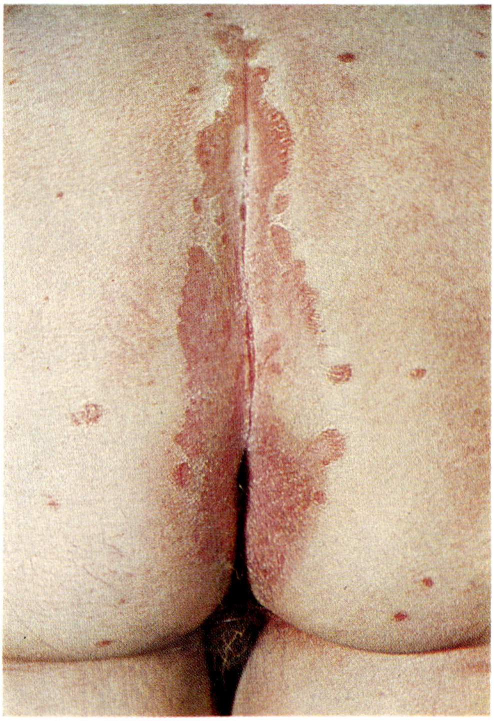

90

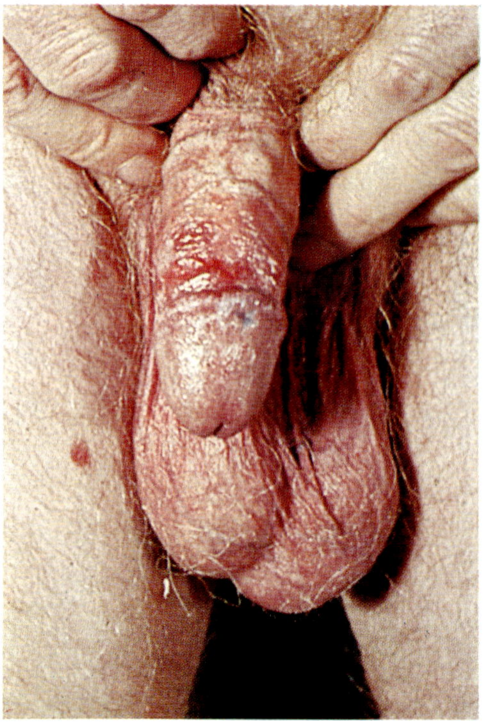

91

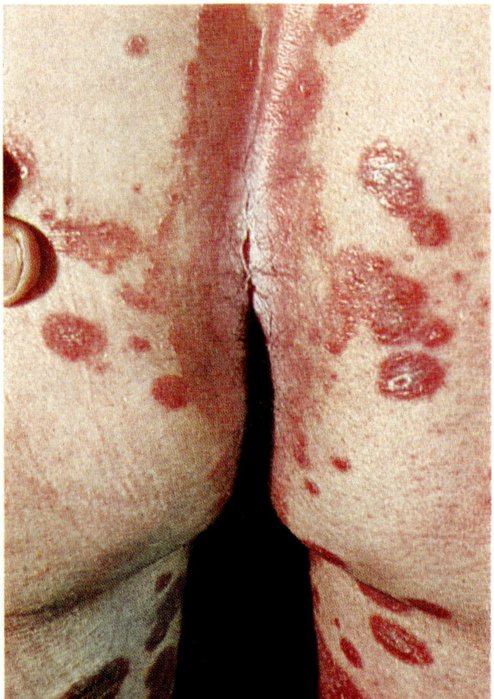

92

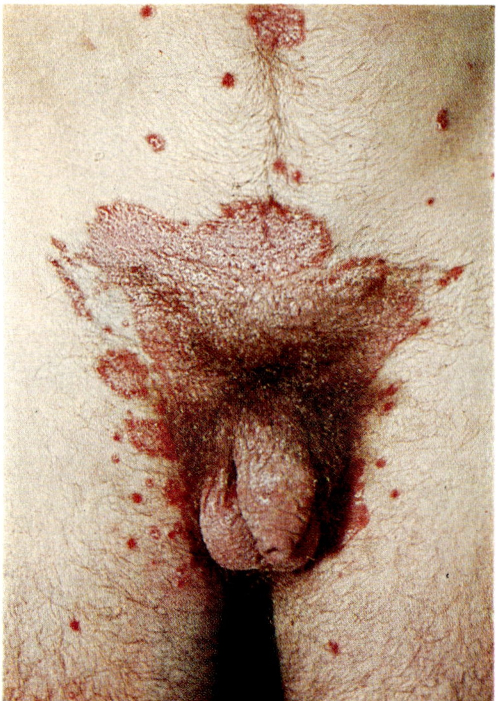

89 Psoriasis vulgaris
Fissur der Crena ani wie beim intertriginösen mikrobiellen Ekzem.

90 Psoriasis pustulosa
an der Halbschleimhaut von Glans und Präputium.

91 Psoriasis vulgaris
mit Lokalisationen an Streck- u. Beugeflächen.

92 Psoriasis vulgaris perigenitalis
DD: Dermatomykose.

93 Lichen ruber planus
Durch Konfluenz netzförmige Anordnung der Papeln.

94 Lichen ruber anularis
Ringförmige Papelkonfluenz.

95 Balanitis circinata parakeratotica
bei Morbus REITER: Urethro-oculo-synoviales Syndrom. Erythemherde mit parakeratotischer Oberfläche und Randlinie.

96 Lichen ruber planus
Typische, meist juckende Papelgruppe am Penisschaft mit wachsartigem Glanz.

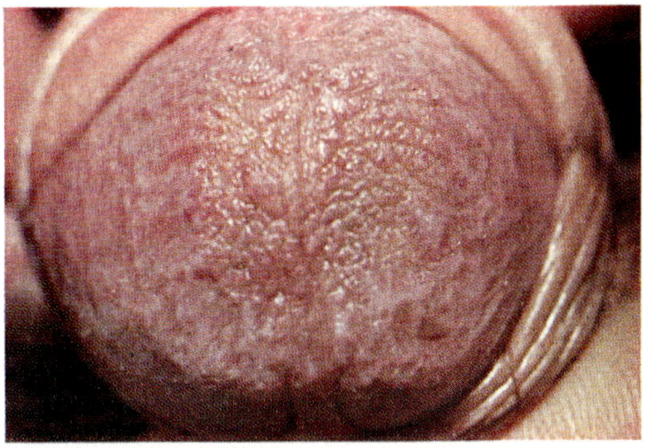
93

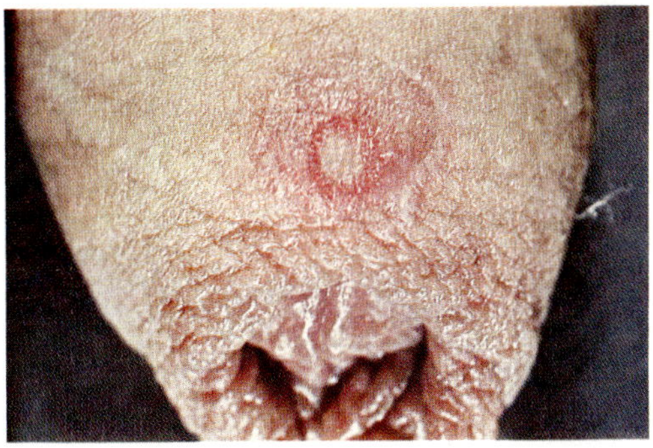
94

95
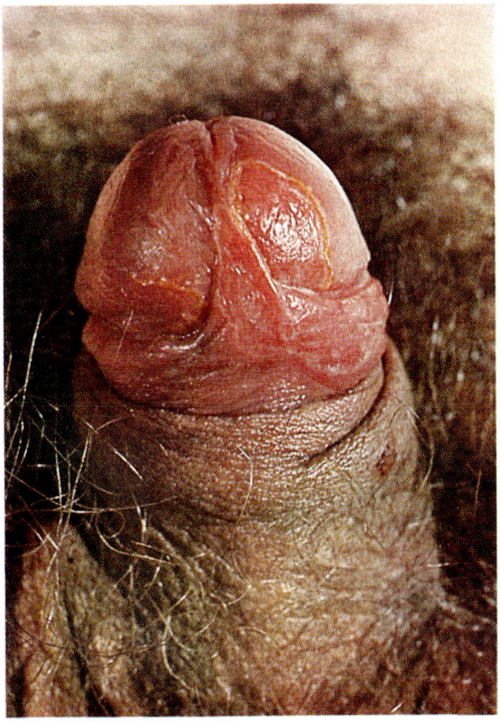

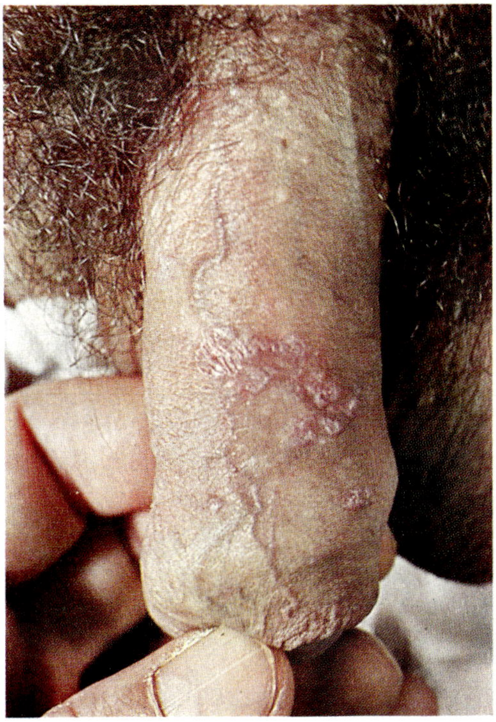
96

97

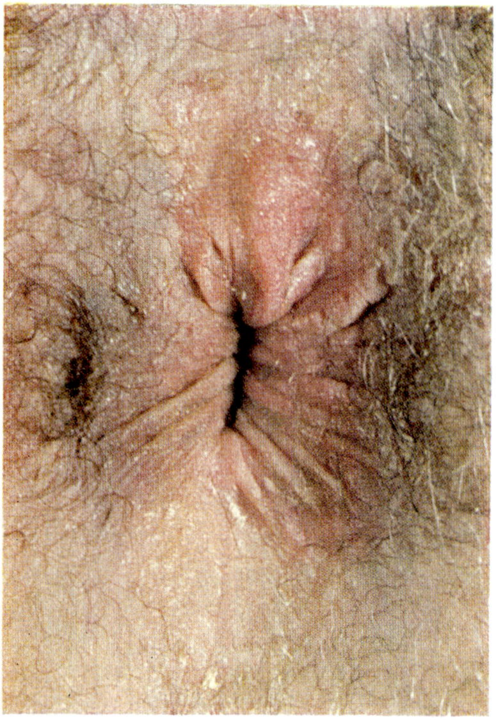

98

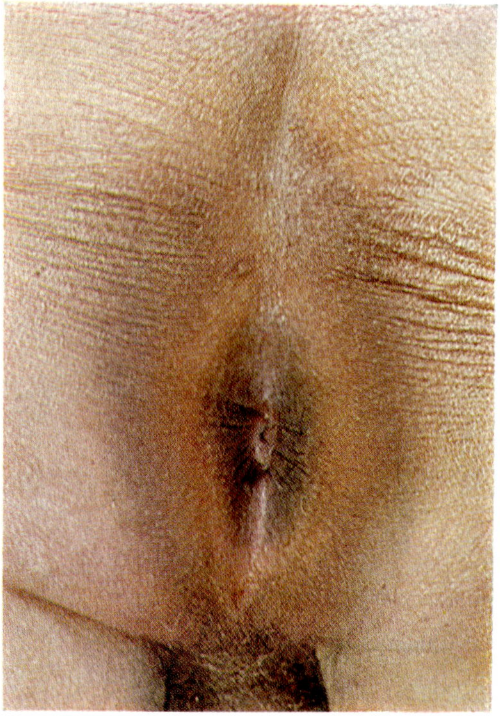

99

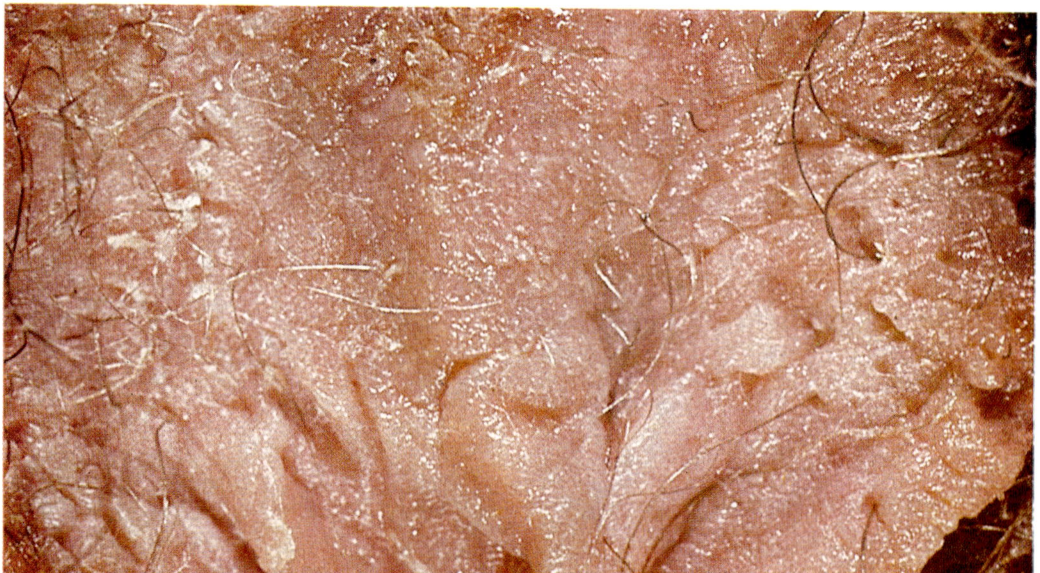

97, 99 Acanthosis nigricans benigna

bei einem 18jährigen. Eigentümliche, beetartige, papillomatös-verruciforme Wucherungen mit unterschiedlichen Hyperpigmentierungsintensitäten von weiß über gelbbraun bis schwarz. Angeboren, im Kindesalter oder spätestens in der Pubertät beginnend. Spontane Rückbildungsmöglichkeit. Auch familiäre und hereditäre Beobachtungen. Kombinationen mit Diabetes mellitus (SEIP-LAWRENCE-Syndrom), primärem Hypogonadismus, Cutis verticis gyrata, MIESCHER-Syndrom.

DD: Acanthosis nigricans maligna, Pseudoacanthosis nigricans bei Adipositas, Pemphigus vegetans, Morbus DARIER.

98, 100, 101, 102 Acanthosis nigricans maligna

Onkogenes Vorläufer- oder Begleitsymptom eines bösartigen Tumors. Diese eigenartigen paraneoplastischen Haut- und Schleimhautveränderungen zwingen zur Aufdeckung von Adenokarzinomen (Magen, Prostata, Brust, Bauchspeicheldrüse usw.).

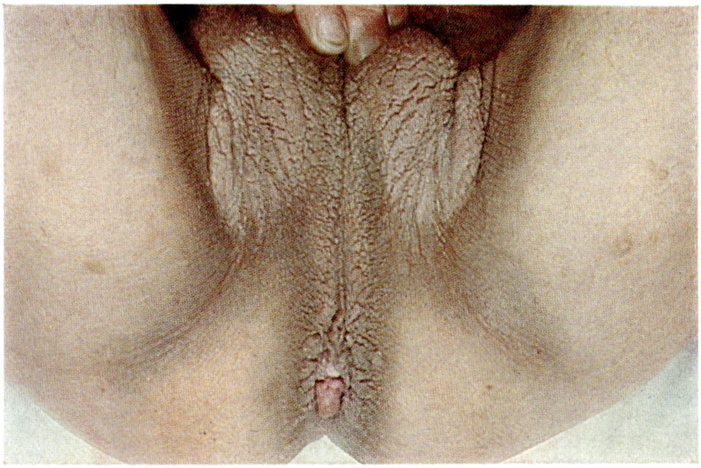

100

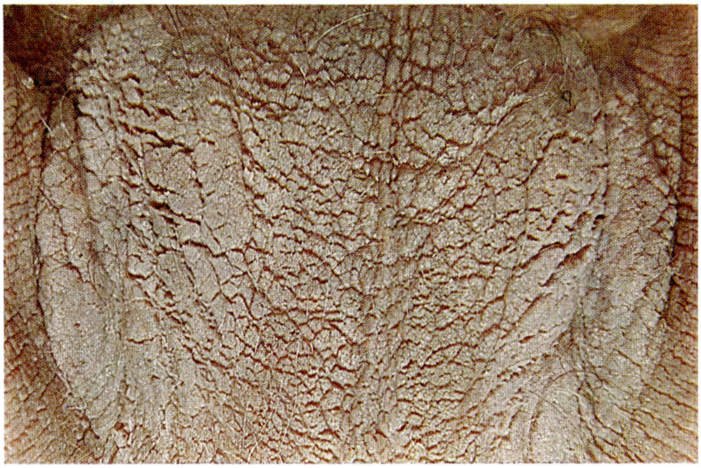

101

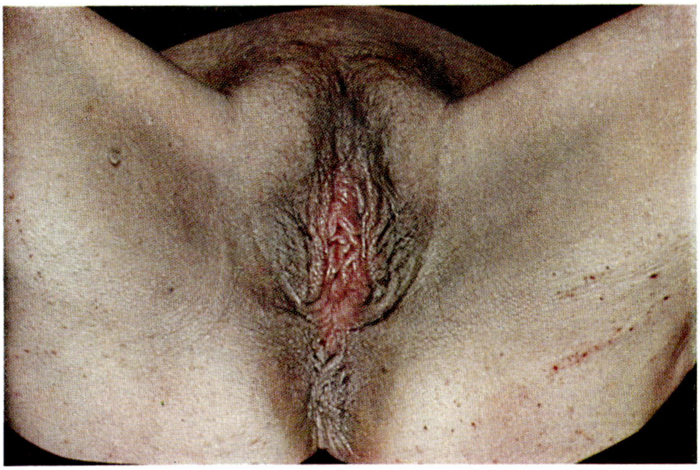

102

Blasenbildende Krankheiten

103–105 Dermatitis herpetiformis DUHRING
Polymorphe Hautsymptome mit gruppierten subepidermalen Bläschen. Polyätiologisches Syndrom bei Herdinfekten, onkogen bei Malignomen, als Reaktion auf Medikamente, Nahrungsmittel, Eingeweidewürmer, Darmstörungen usw.

104 Blaseneruption nach Jodprovokation.

106 Pemphigus juvenilis
Schübe mit sub- und intradermaler Blasenbildung bis zum Pubertätsalter.

107 Pemphigus chronicus vulgaris benignus, Alterspemphigus oder bullöses Pemphigoids
Monomorph bullöse Dermatitis herpetiformis DUHRING. NIKOLSKI-Phänomen ∅. Schubweise auf erythematöser Haut.

108, 109 Pemphigus vegetans
Sonderform des Pemphigus vulgaris. Intertriginöse Epitheldefekte mit papillomatösen und granulomatösen Wucherungen.
DD: Lues II, Jodo- und Bromoderm, Pyodermia ulcerosa serpiginosa.

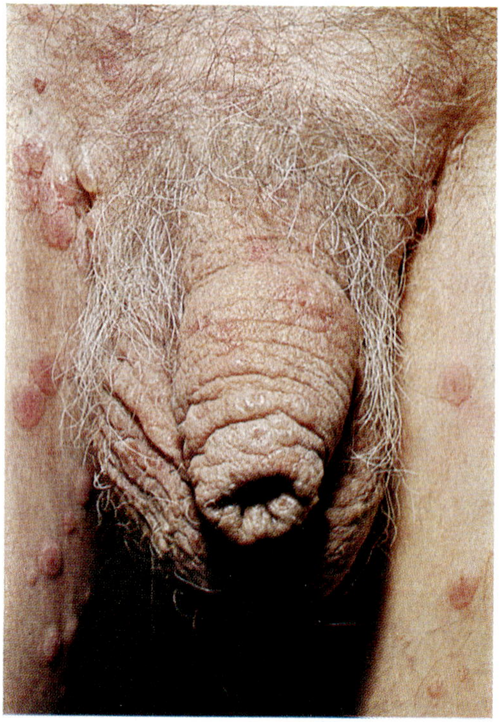
103

104
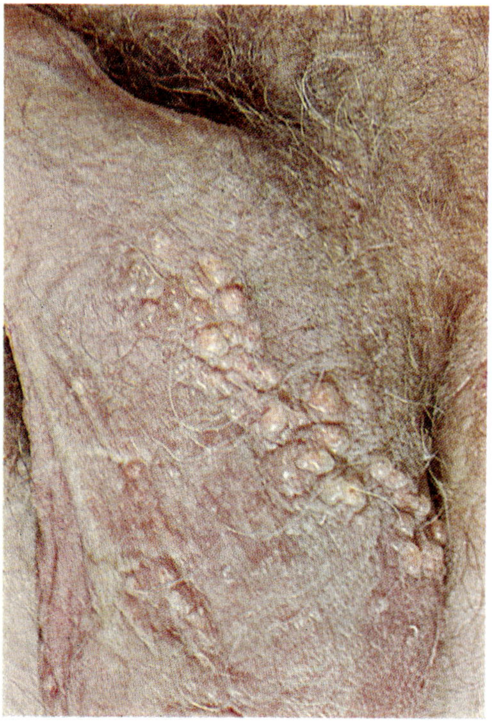

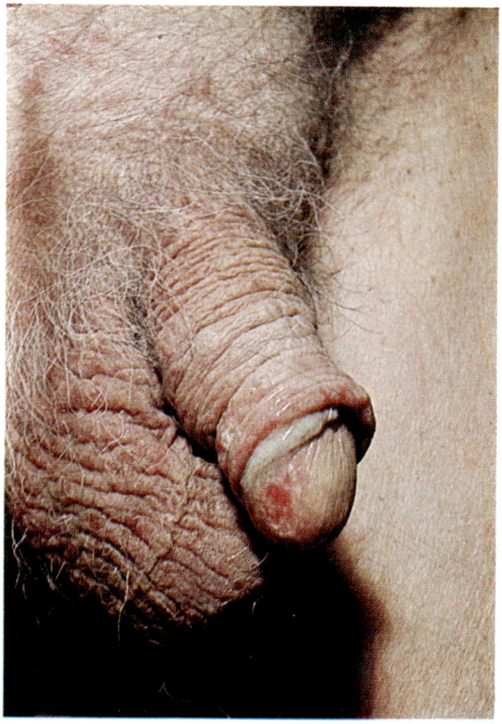
105

106

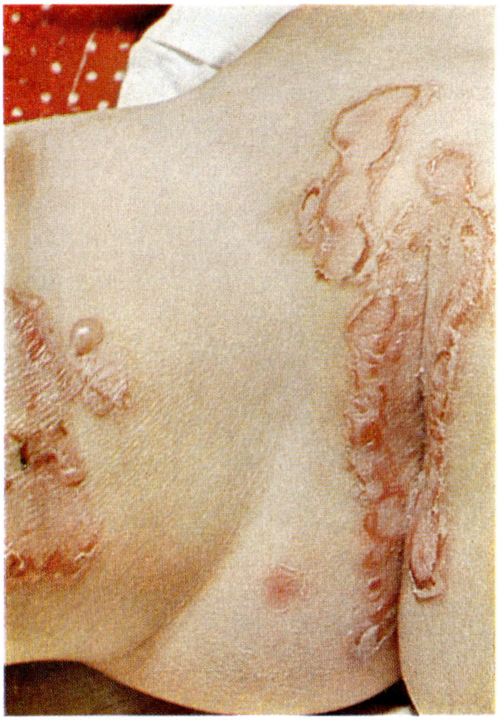

107

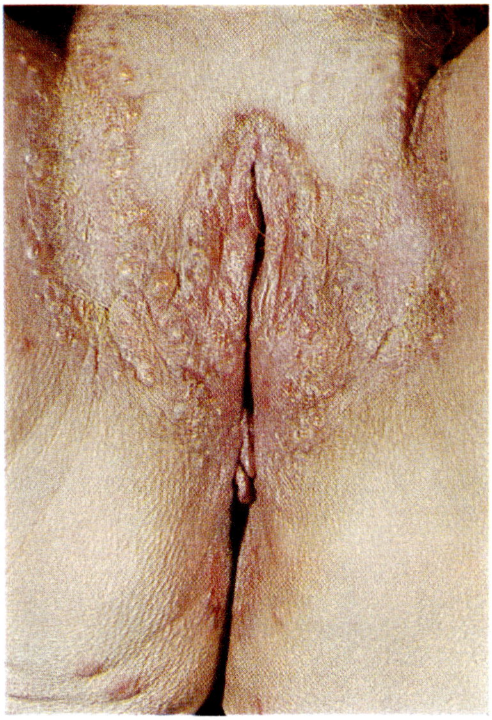

108

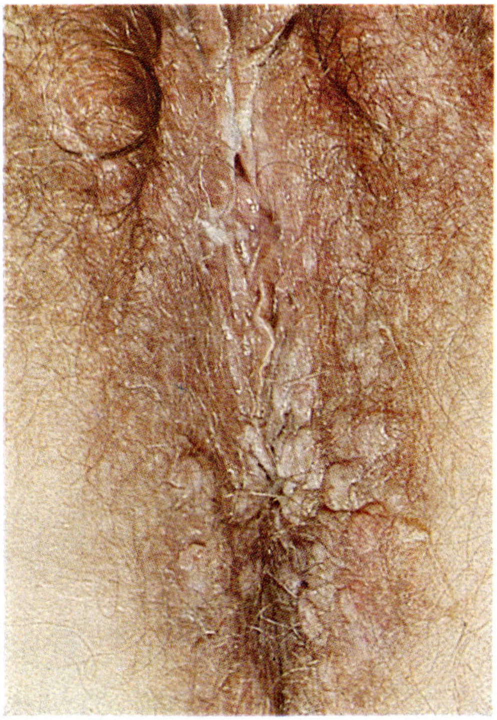

109

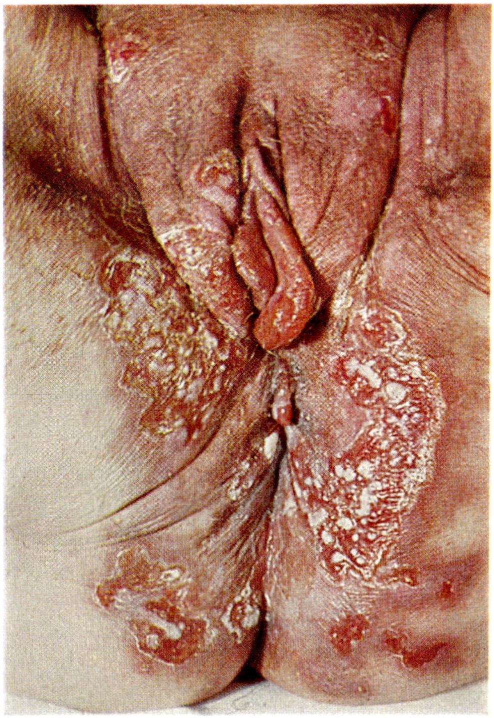

Dyskeratosis follicularis (Morbus DARIER)

110 Dermatogramme

Das Relief der Hautleisten von Hohlhand und Fingerbeeren zeigt charakteristische Abdrükke mit Unterbrechungen der Papillarlinien und Ausweitungen zu Grübchen durch poriforme Defekte.

111, 112 Morbus DARIER

Anogenitokrurale Manifestationen. Hereditär, beginnt mit graubraunen hyperkeratotischen Papeln. Neigung zur Gruppierung, Konfluenz und Ausbildung vegetierender fötider Herde auf schweiß- und fettreichen symmetrischen Prädilektionsstellen. Auf den Schleimhäuten leukoplakische Papelmodifikationen. DD: Pemphigus vegetans, Pemphigus familiaris chronicus benignus, Acanthosis nigricans.

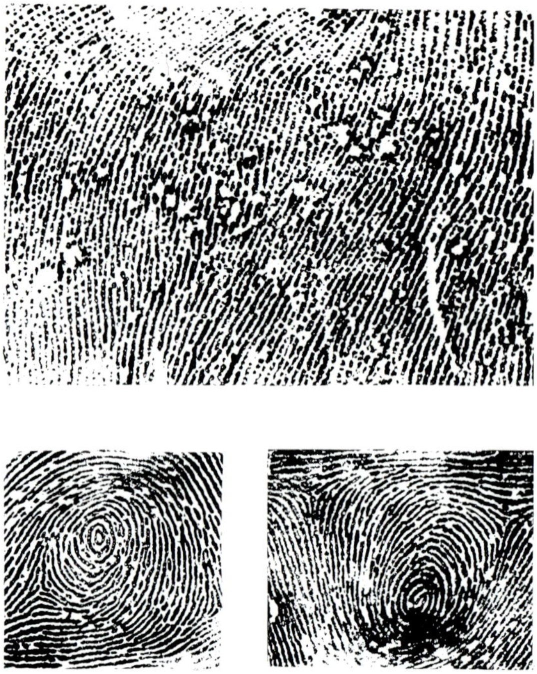

110

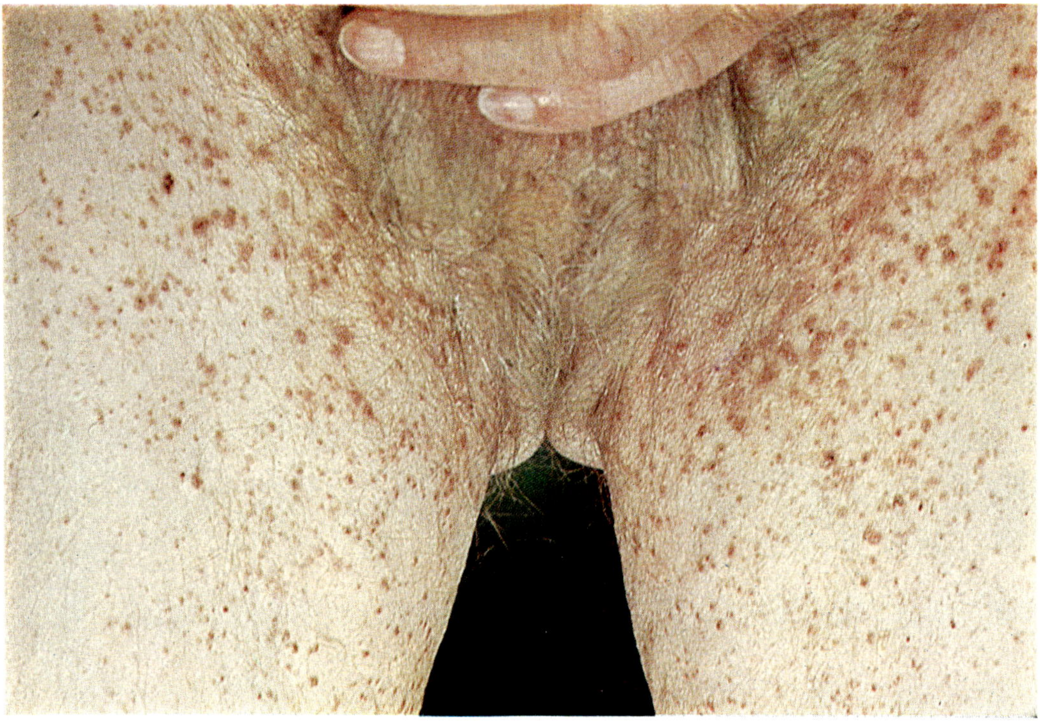

111

112

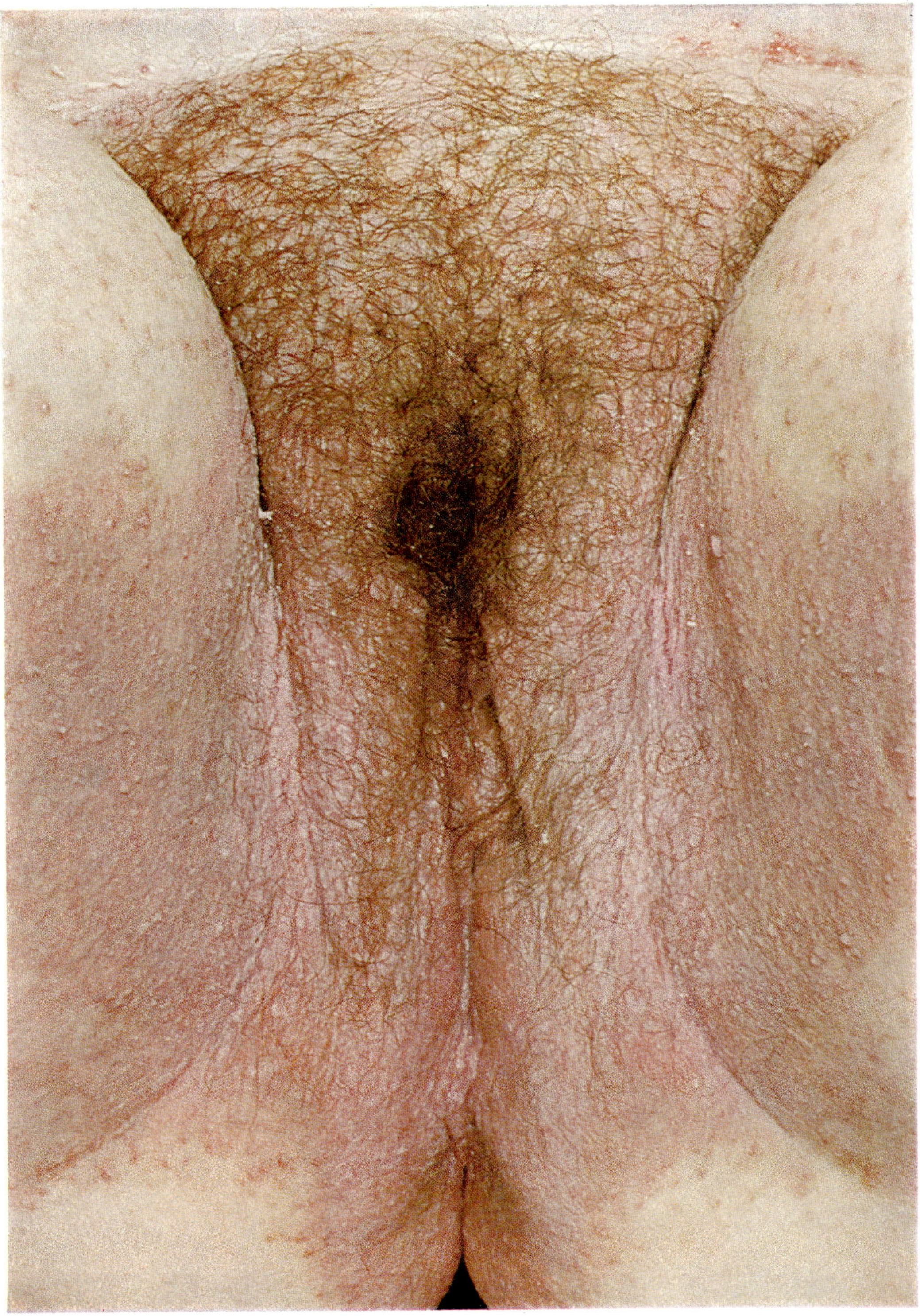

Erkrankungen des Bindegewebes

113 Lichen ruber anularis
DD: Erythematodes chronicus discoides.

114 Rheumatismus nodosus
Sehr derbe, große und deshalb prominente Nodi rheumatici bei seropositiver chronischer Polyarthritis. DD: Xanthome, Tophi uratici und andere histologisch abgrenzbare tumoröse Knoten.

115 Sclerodermia circumscripta (Morphaea)
Herdentwicklung beginnt mit einem Erythem, das zentral abblaßt bis auf den lange verbleibenden typischen Randsaum (»lilac ring«). Es folgen die Stadien der Induration und Atrophie mit Hyper- und Depigmentierungen.

116–124 Lichen sclerosus et atrophicus
Es entwickeln sich immer mehr und schließlich konfluierende, auffallend weiße Herde. Das Präputium verliert Dehnbarkeit durch Sklerosierung und Atrophie: sekundäre Phimose. Miktionsstörungen steigern sich durch zunehmende Stenosierung der Harnröhrenmündung. Als Spätschaden droht Entartung.

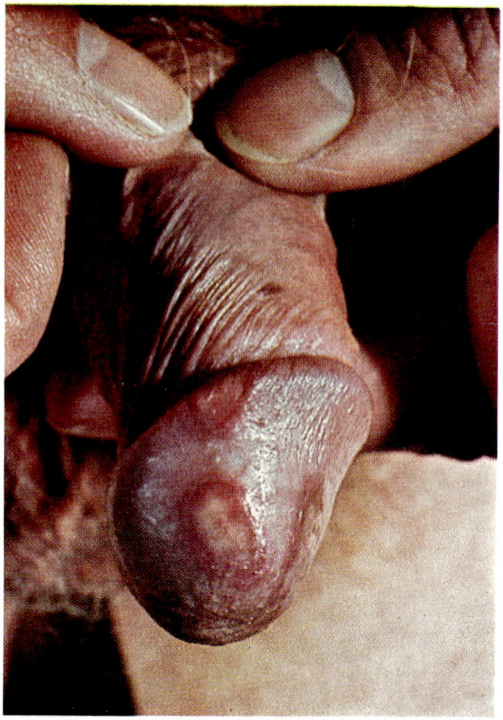
113

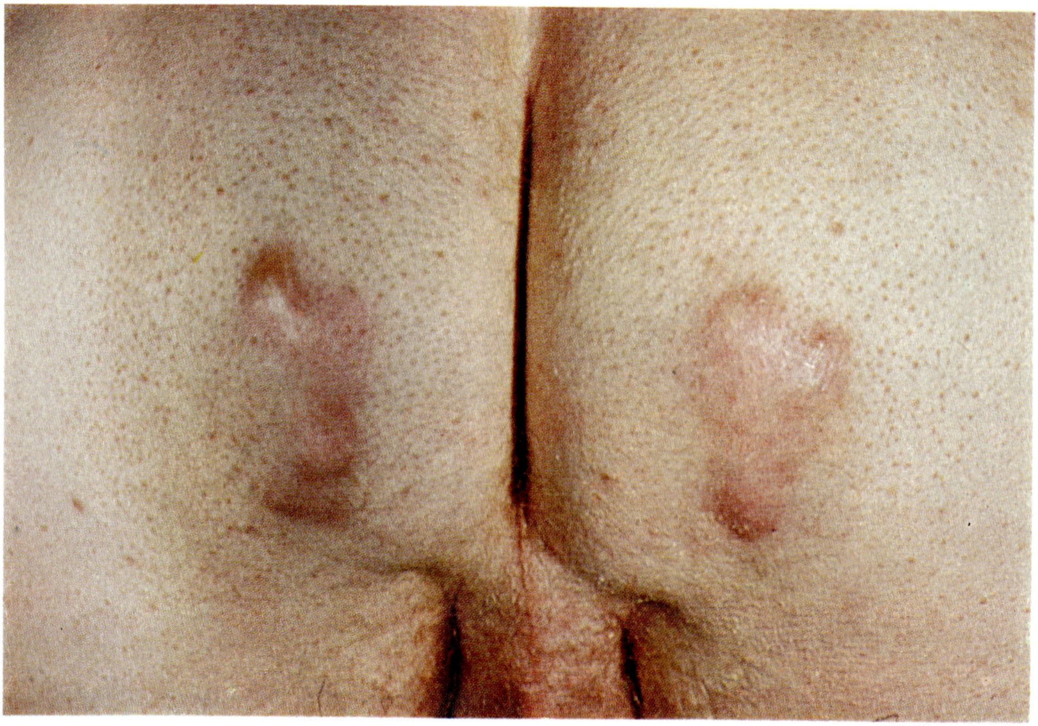
114

115

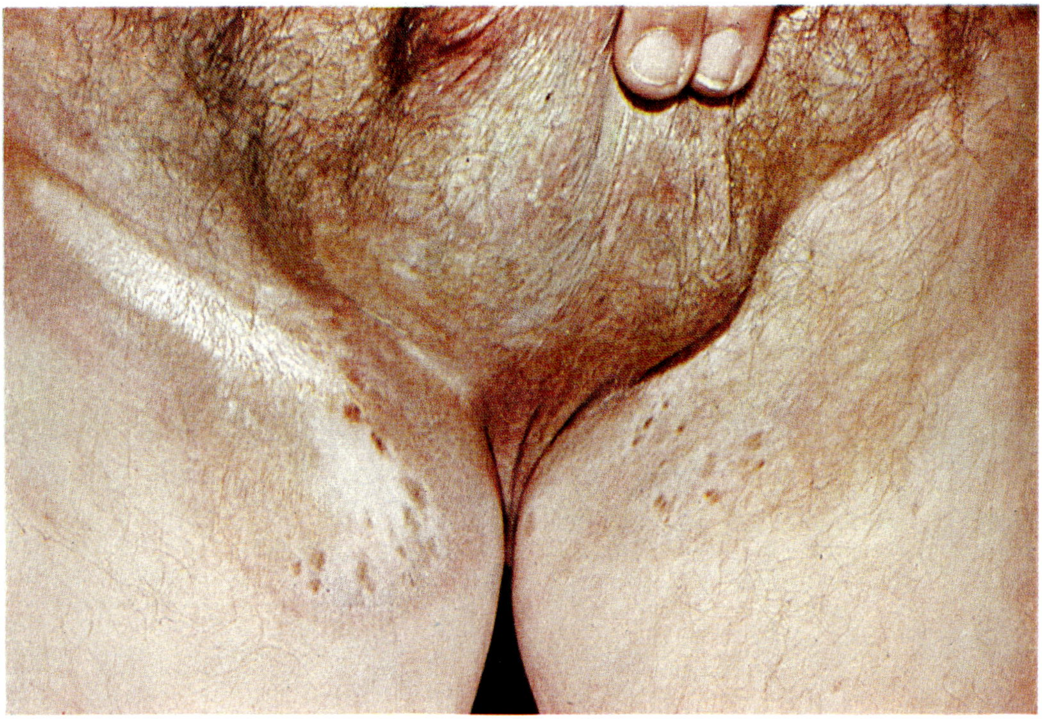

116

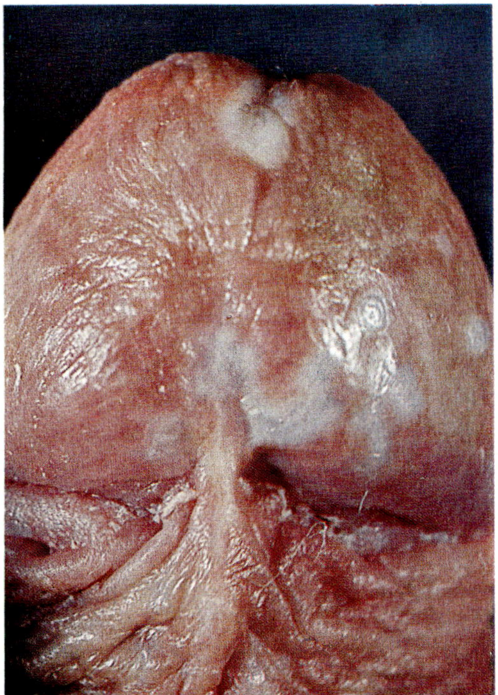

117

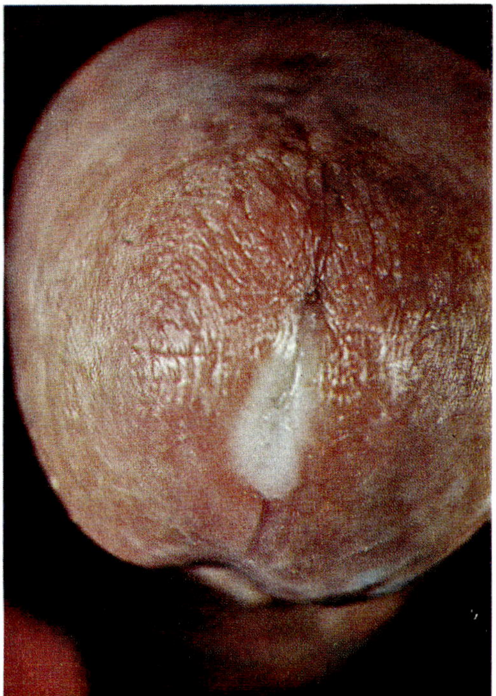

118

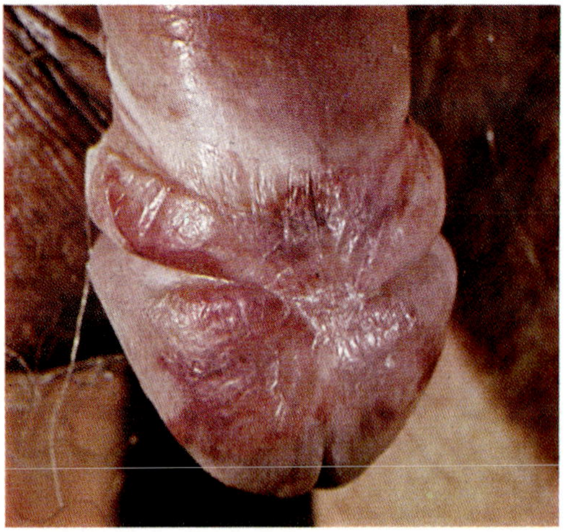

119

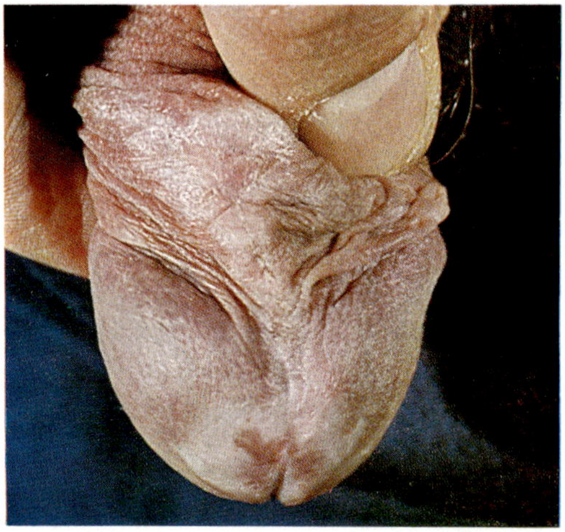

120

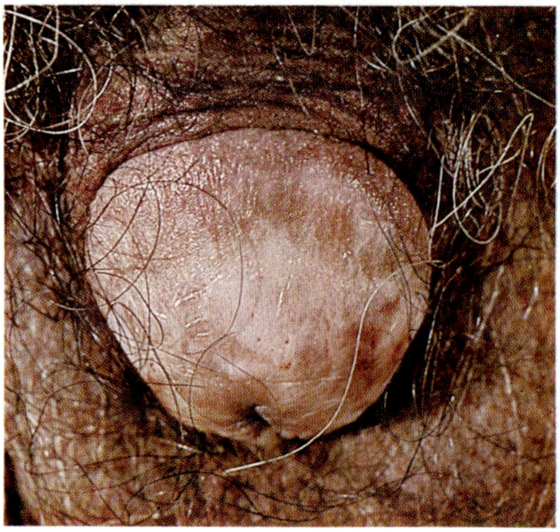

118 Lichen sclerosus et atrophicus. Bullös-hämorrhagische Form.

119, 120 Lichen sclerosus et atrophicus. Fortgeschritten und Endstadium.

121–124 Lichen sclerosus et atrophicus der Regio anogenitalis (Entwicklungsprozeß)

121, 122 Anfangsstadien mit entzündlicher Rötung, Infiltration und quälendem Juckreiz. Weißlich glänzende Inseln künden die beginnende Skleratrophie an. Zunehmender Schwund der kleinen Labien und Verengung des Introitus vaginae.

123, 124 Atrophische Endzustände mit fortbestehendem Entartungsrisiko und störendem Juckreiz.

121

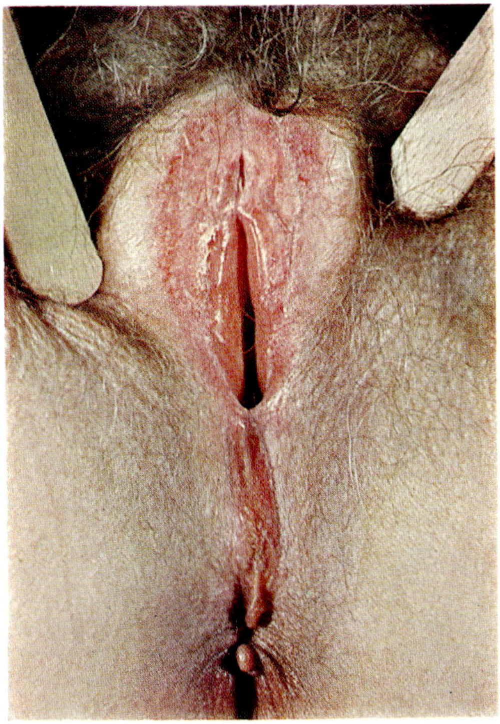

122

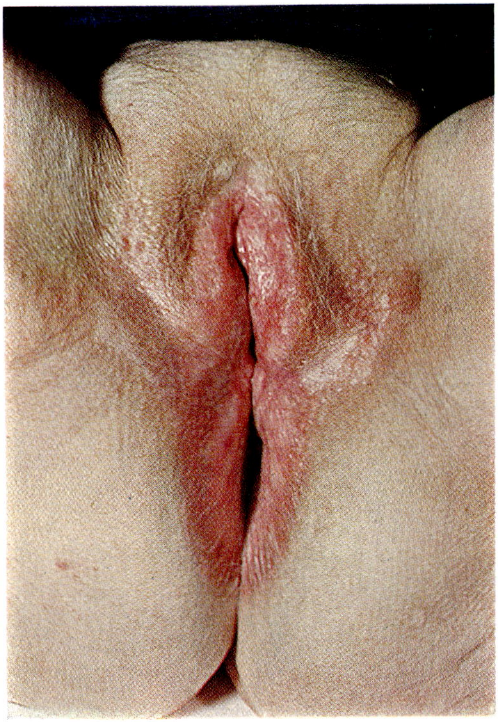

123

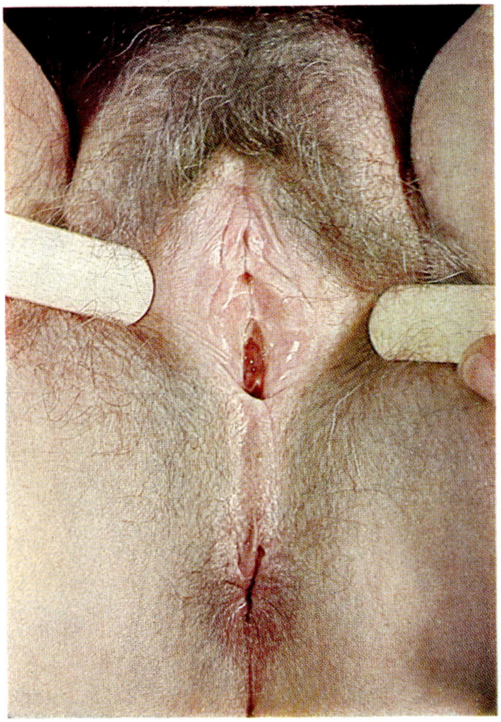

124

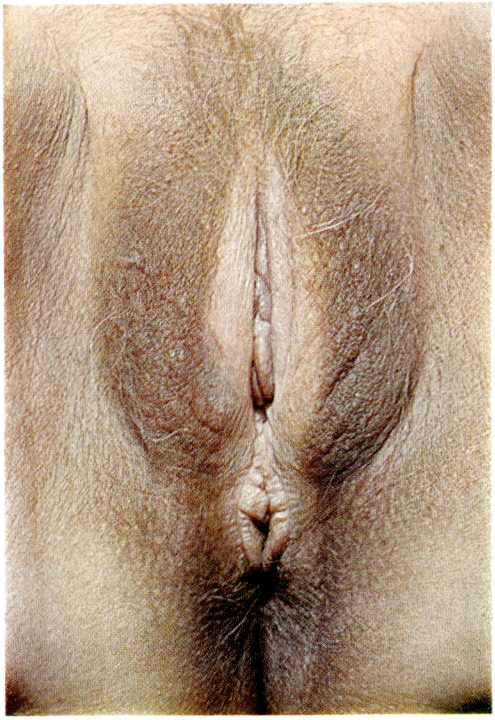

Erkrankungen peripherer Gefäße

125 Angiokeratoma scroti

Entstehung nach dem 30. Lebensjahr. Oberflächen meist glatt – seltener verhornt.

126, 127 Thrombosierte Analhautvarize (perianale Thrombose)

Plötzlich auftretende, sehr schmerzhafte harte Knoten in Ein- und Mehrzahl vor dem Sphincter ani. Thrombenexpression nach Stichinzision in Lokalanästhesie.

128 Hypertrophe Analfalten (Marisquen) verursachen oder verschlimmern perianal lokalisierte Erkrankungen.

129 Vorgefallener reponierbarer Hämorrhoidalknoten und Vorpostenfalte einer Fissur

130 Skrotalhautvarizen

bei Abflußbehinderung durch einen Tumor.

131 Vulvavarizen

besonders häufig und voluminös vom 3.-7. Schwangerschaftsmonat.

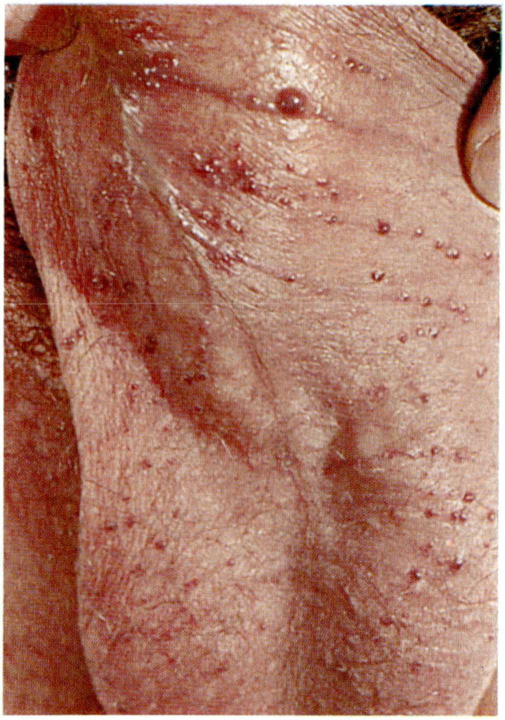
125

126
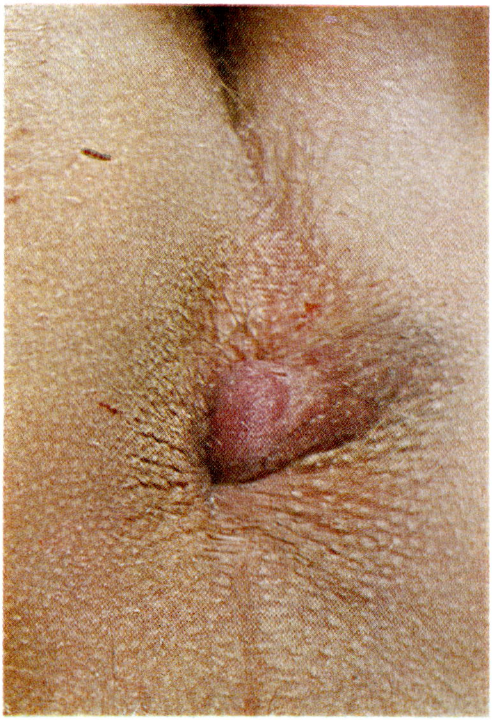

▶

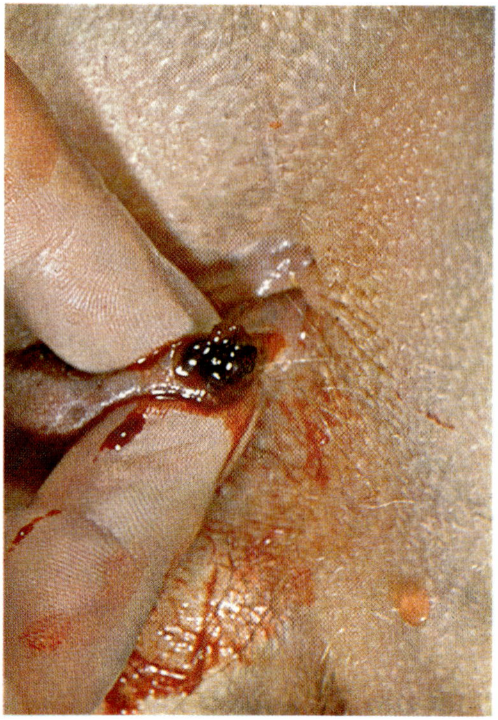
127

128

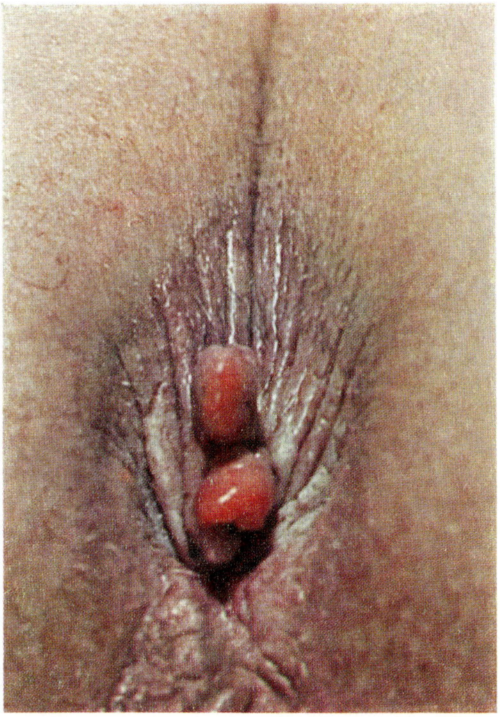

129

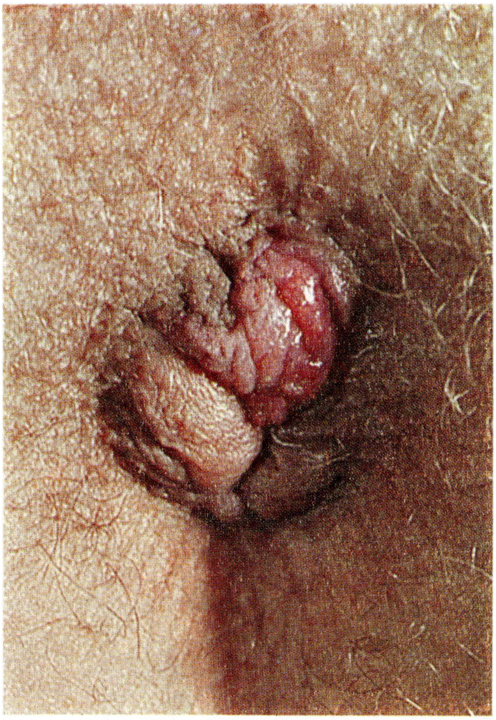

130

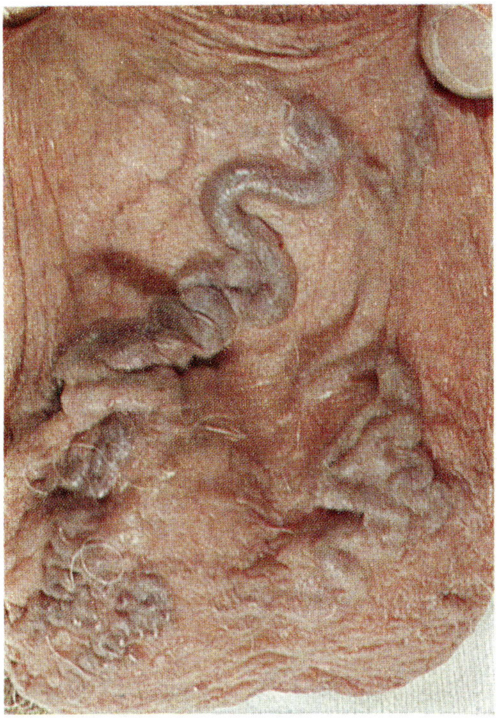

131

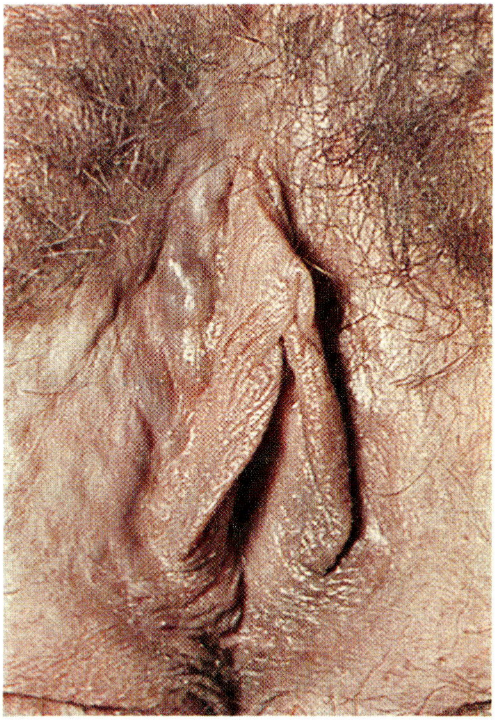

Erkrankungen der Lymphgefäße

132 Chronisches Ödem des Genitales und der Beine

Ursachenkombination bei einem 33jährigen Häftling:
a) Interne Grundleiden nach Suizidversuchen: Leber- und Nierenfunktionsstörungen, Eiweißmangelsyndrom nach Inanition und gastroenteralen Erkrankungen.
b) Medikamentös: Langzeittherapie mit Kortikosteroiden.

133 Kardiales Genitalödem

Anasarka bei schwerster Kreislaufinsuffizienz.

134 Elephantiasis genitalis

bei chronisch-rezidivierendem Erysipel und Unverträglichkeit von Pyrazolderivaten. Auszuschließen sind Durchflußbehinderungen von Venen und Lymphgefäßen durch Tumoren im kleinen Becken.

135 Primäres Lymphödem, Typ NONNE-MILROY

hereditär, kongenital. Die Diagnose wird durch die typischen polsterartigen Fußrückenödeme erleichtert. Histologie, Lympho- und Venographie sollten zur Sicherung ausgeführt werden. – Der Typ MEIGE entwickelt sich später im Schulalter.

136 Elephantiasis genitalis

als Symptom eines viszeralen Tumors.

137 Sekundäres Lymphödem

mit zystischen Lymphangiektasien über einer Hydrozele. Testestumoren lassen sich durch die simple Diaphanieprobe, durch Punktionsentleerung oder Biopsie ausschließen oder nachweisen.

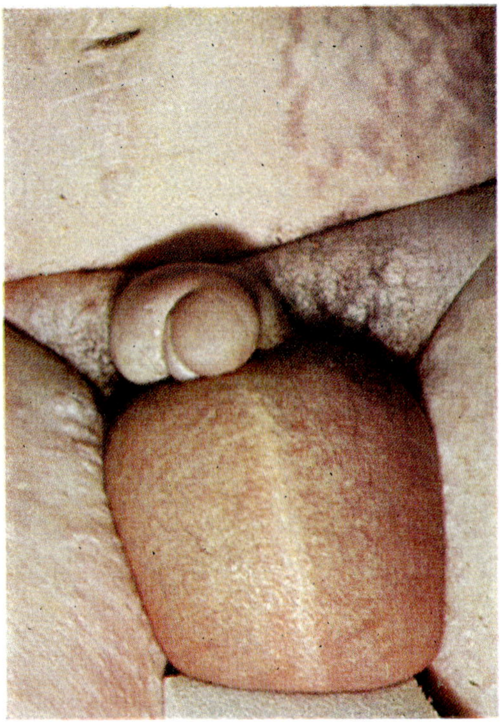
132

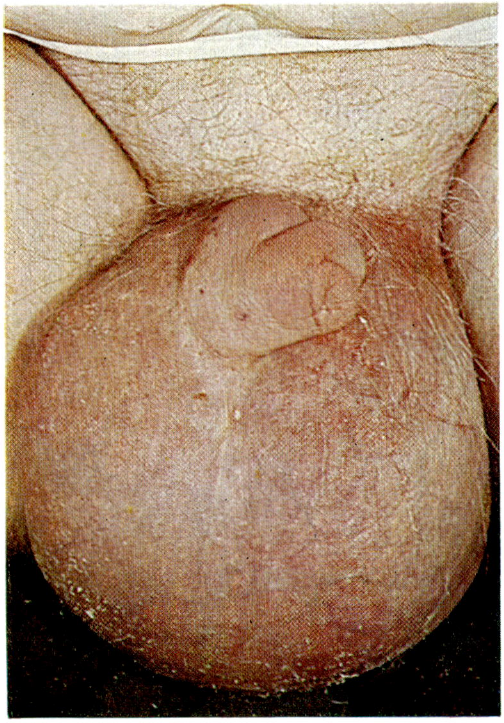
133

134

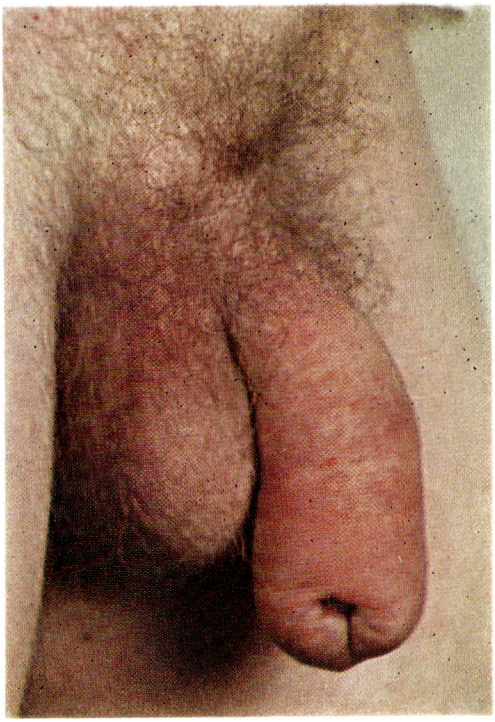

135

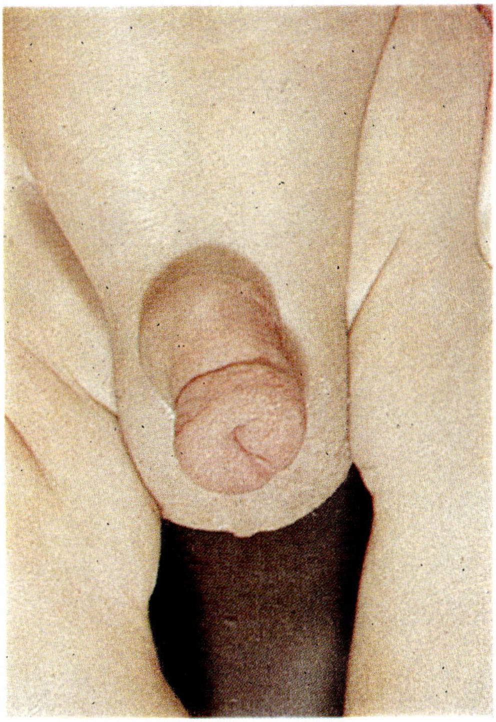

136

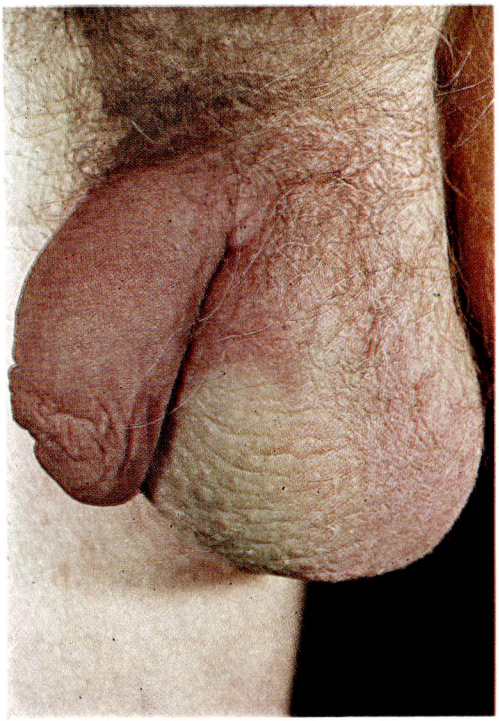

137

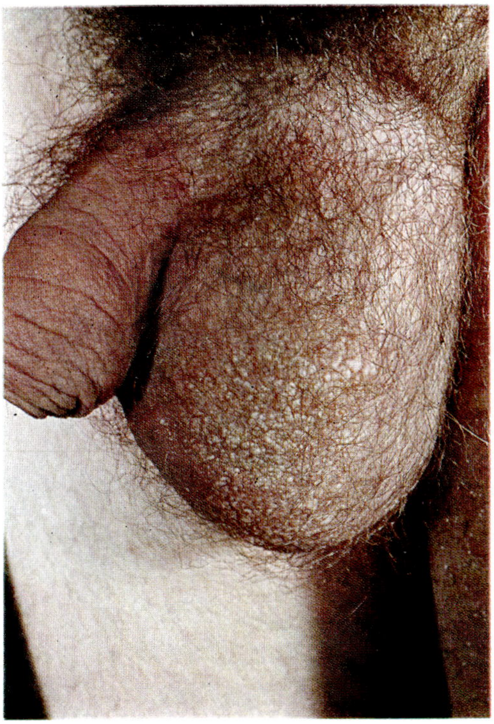

Störungen der Melaninpigmentierung

138–141 Vitiligo

Bei dieser primären Leukopathie entwickelt sich symmetrisch angeordnete Weißfleckung auf sonst gesunder Haut. Als Folge des echten Pigmentmangels keine subjektiven Beschwerden – aber Klagen über kosmetische Störung und UV-Lichtempfindlichkeit. Ätiologie noch ungeklärt. Bei einem Drittel familiäre Disposition.

DD: a) Leukoderm: Sekundärer und temporärer Pigmentmangel. – b) Pseudoleukoderm. – c) Partieller Albinismus: Angeboren, keine Progredienz. – d) Vitiligo als Teilsymptom von Syndromen.

138, 141 Perianogenitale Erstareale

Periorifizielle Prädilektion sehr häufig. Hyperpigmentierte Randbezirke betonen die scharfen Abgrenzungen.

139 Vitiligo (nahezu total)

140 Poliosis circumscripta

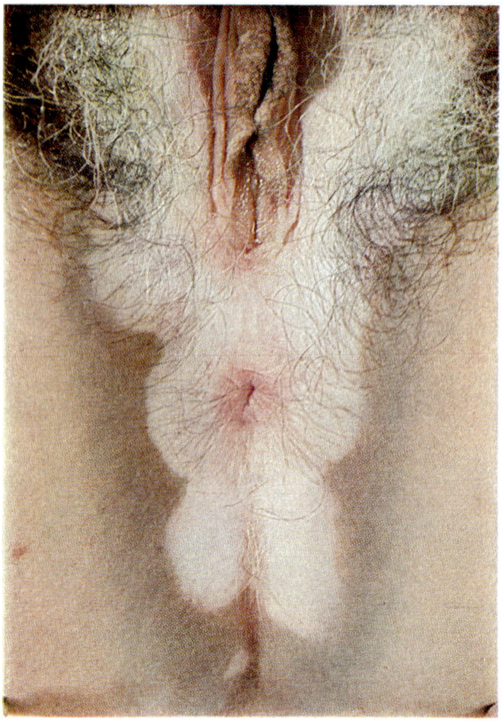

138

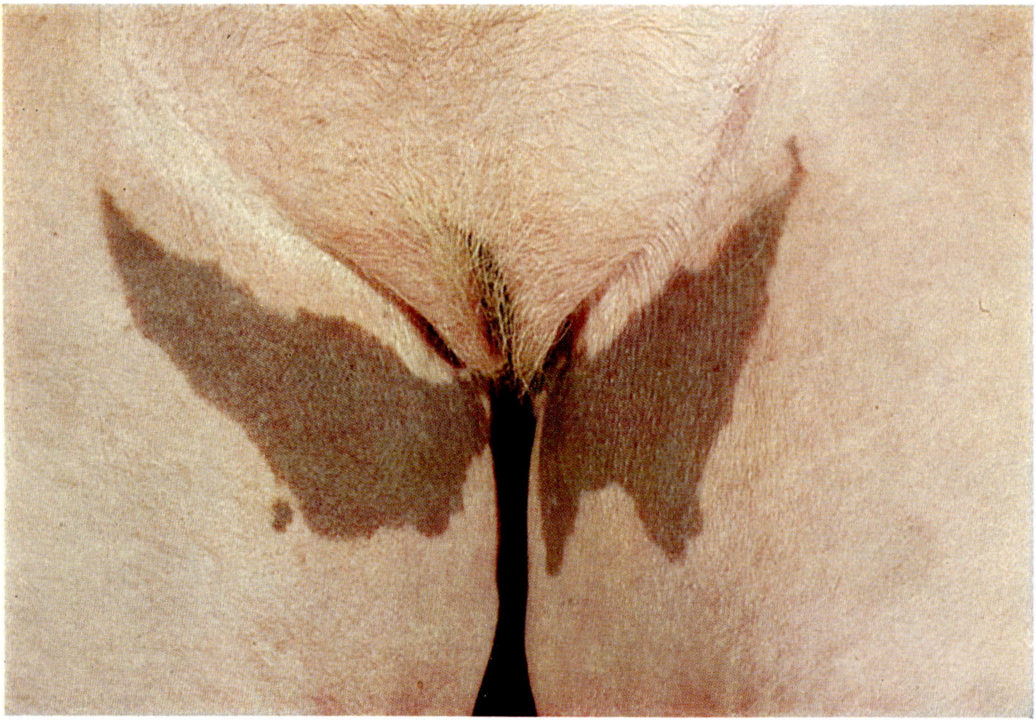

139

140

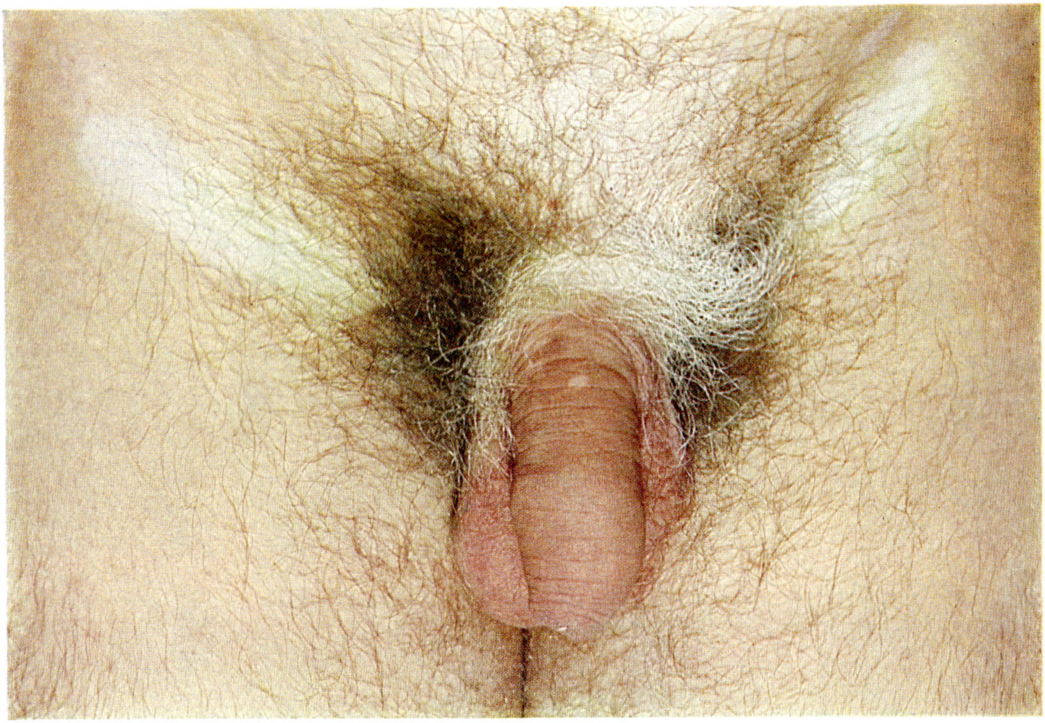

141

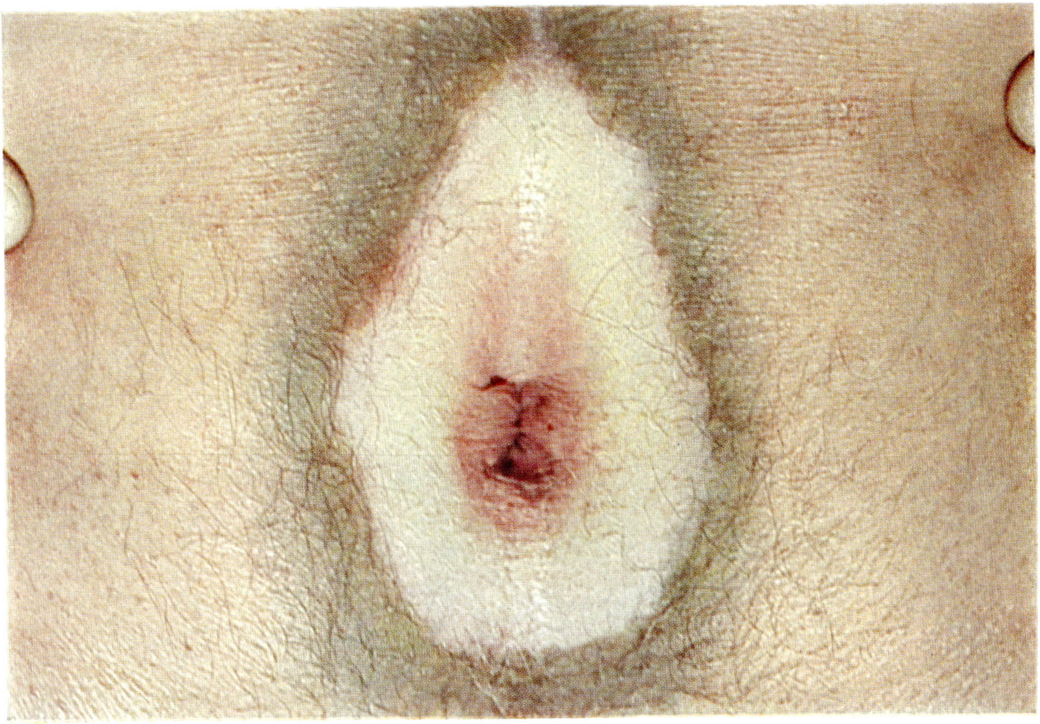

142 Morbus ADDISON

Hormonal bedingte diffuse Haut- und Schleimhauthyperpigmentierung. Durch Ausfall von Nebennierenrindenhormon erfolgt Überproduktion des die Melanozyten stimulierenden Hypophysenvorderlappenhormons (MSH).
Besonders intensive Bräunung oder Schwärzung an solchen Stellen, die schon physiologisch stärker pigmentiert sind. An beiden Oberschenkelbeugeflächen verstärkt pigmentierte, rechteckige Röntgenodermfelder nach postoperativer Radiatio wegen Collum-Ca. Verminderung der Schambehaarung, Hyperhidrosis. – DD: Endokrin bedingte Pigmentierungen bei Gravidität, Tuberkulose, Morbus HODGKIN, Leberzirrhose usw.
Noch ungeklärt sind die Zusammenhänge zwischen Vitiligo und Hyperthyreose, perniziöser Anämie, Diabetes mellitus, Karzinom, Melanom usw.
Als Beispiel der vorstellbaren Beziehungen die folgende über 8 Jahre sich erstreckende Beobachtung:

143–146 Thyreotoxische Melanodermie
einer seit ca. einem Jahr erkrankten 49jährigen Patientin.

144 Stärkste diffuse Hyperpigmentierung bei thyreotoxischer Krise im 50. Lebensjahr.

145, 146 Normalisierung der Pigmentierung nach 7 Behandlungsjahren im 57. Lebensjahr. Perianogenital: Vitiligo.

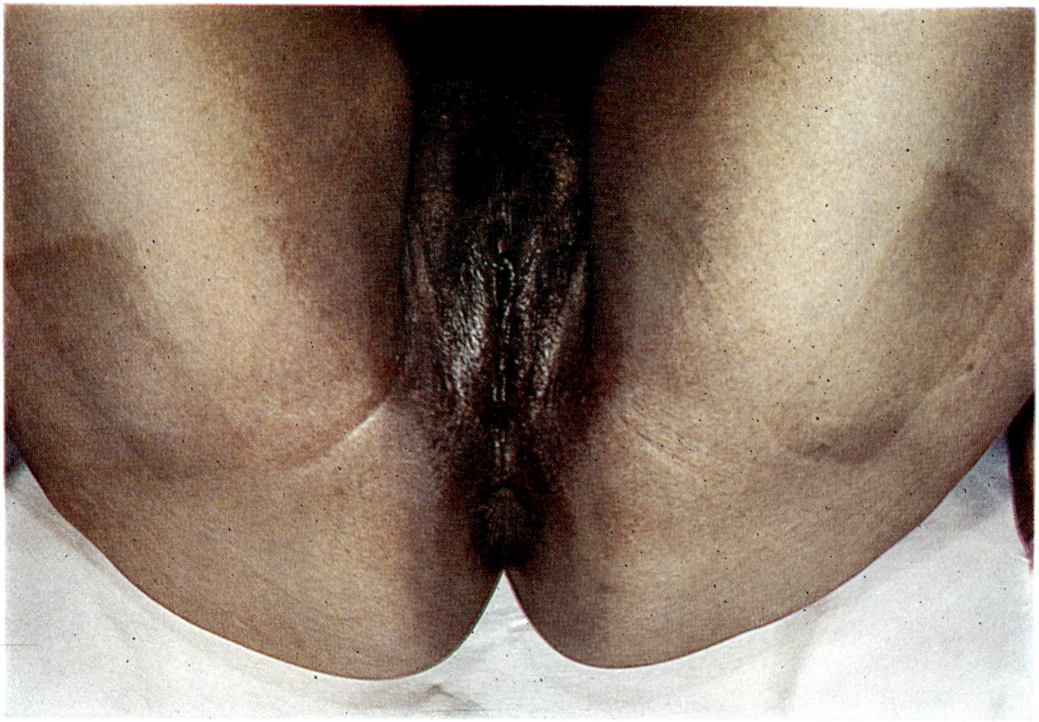
142

143

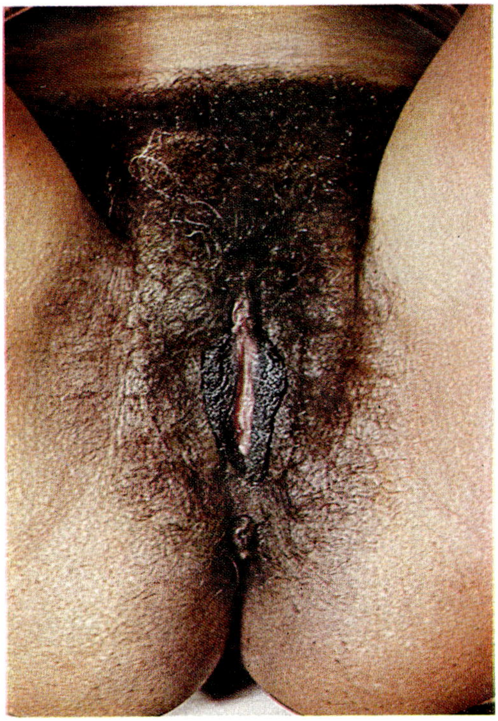

144

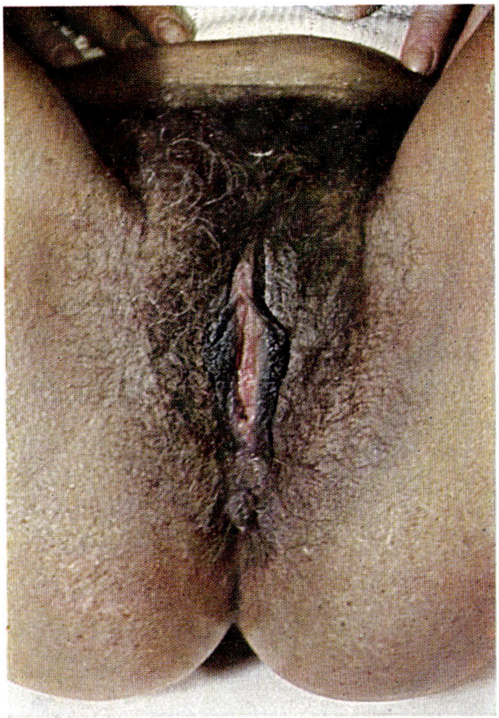

145

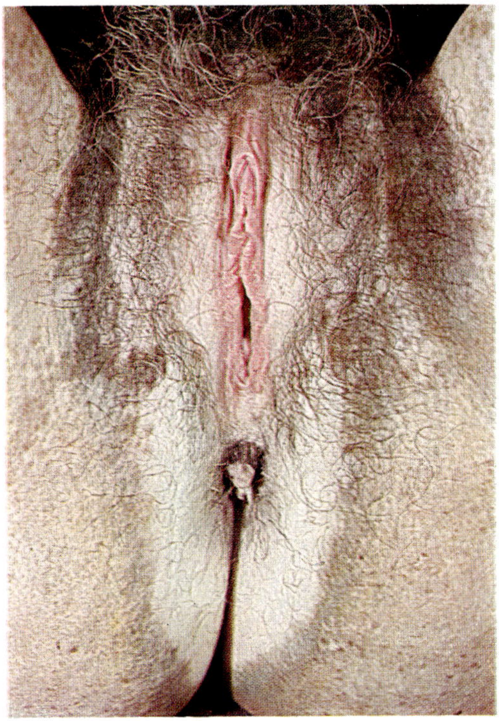

146

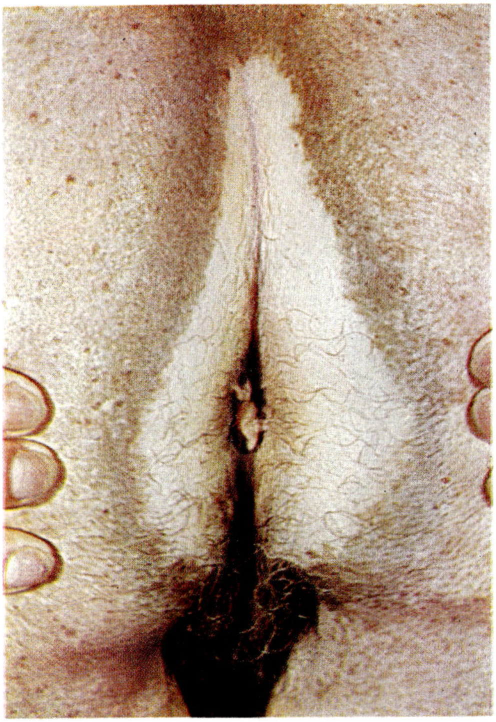

Auf das männliche Genitale beschränkte Krankheitszustände

147, 149, 150 Paraphimose

Bei angeborener oder erworbener Phimose kann sich beim Zurückziehen des Präputiums der zu enge Vorhautring in der Kranzfurche schnürend einklemmen. Oft mißlingen den Betroffenen Repositionsversuche. Die gedrosselte Durchblutung bewirkt eine ödematöse Stauungsschwellung der Eichel und der Vorhaut (spanischer Kragen).

148 Lymphangitis oder -phlebitis der Kranzfurche

Sonderform des Morbus MONDOR. Derbe und geschlängelte, 1–2 cm lange, entzündungsfreie Stränge im Sulcus coronarius. Wahrscheinlich Folge chronischer Stauung.

149 Nach länger bestehenden Paraphimosen entwickeln sich saxophonartige Penisödeme.

150 Stark strangulierende Schnürringe fördern sekundäre Infektionen und auch die gefürchteten Nekrosen.

151 Balanitis erosiva circinata

Meist bei jüngeren Männern mit relativer Phimose und Smegmazersetzung. Häufig von der Kranzfurche auf Glans und Präputium sich ausbreitender eitriger Prozeß, bei dem Kokken, Spirochäten und auch fusiforme Bazillen gesehen werden. Bei ungünstigem Verlauf Übergang zu einer Balanitis ulcerosa oder gangraenosa. DD: Venerische Erosionen. Berücksichtigung evtl. disponierender interner Erkrankungen.

152 Akute Gangrän der äußeren Geschlechtsteile

Praktisch nur bei jungen Männern und immer mit foudroyantem Verlauf. Besondere Disposition bei akuter Myelose. Kulturell sind Streptokokken (wie beim gangränösen Erysipel), fusiforme Bazillen und gasbildende Anaerobier nachweisbar.

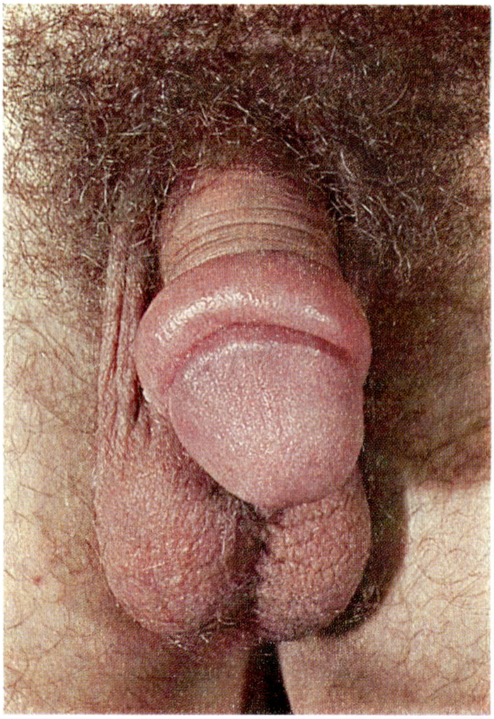

147

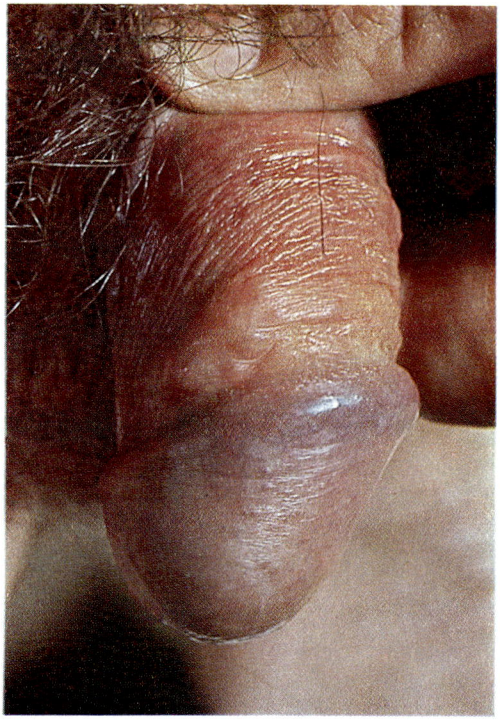

148

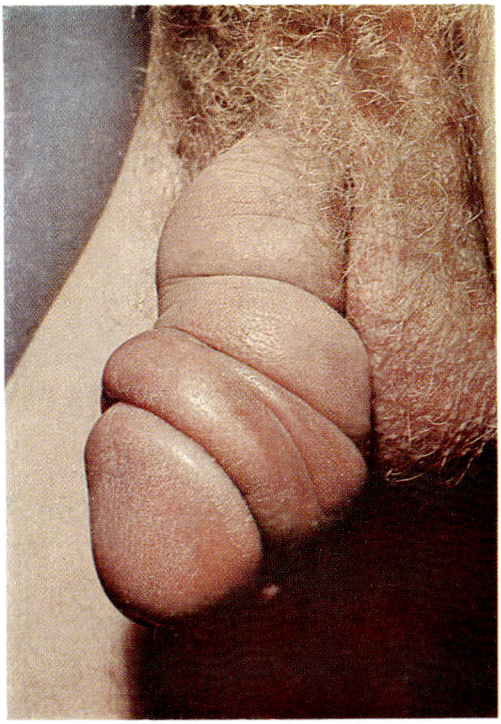

149

150

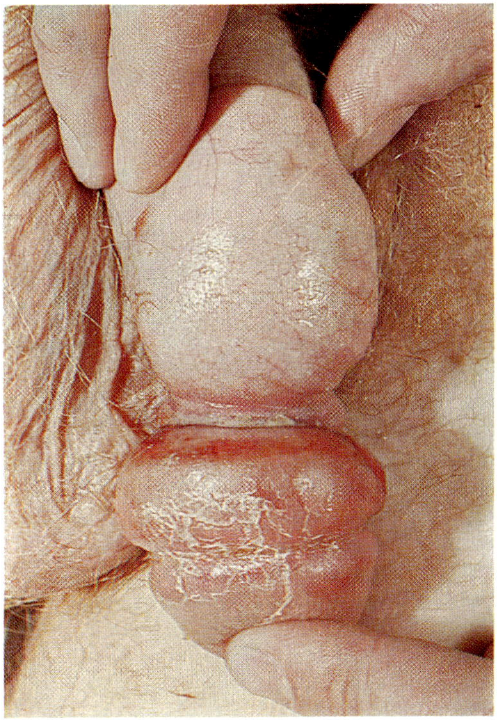

151

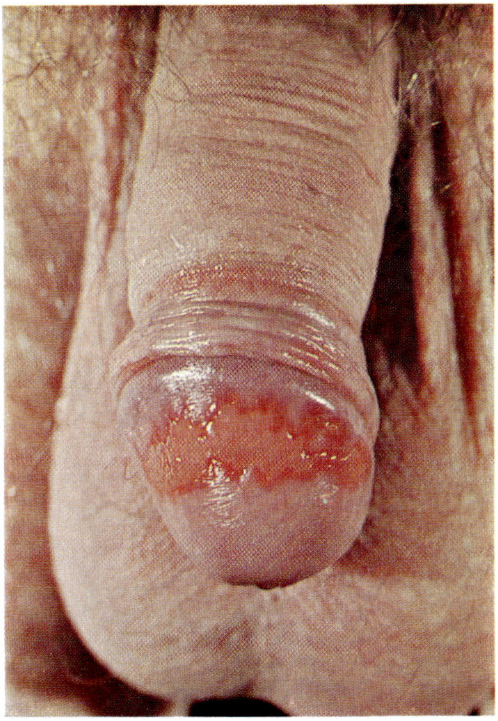

152

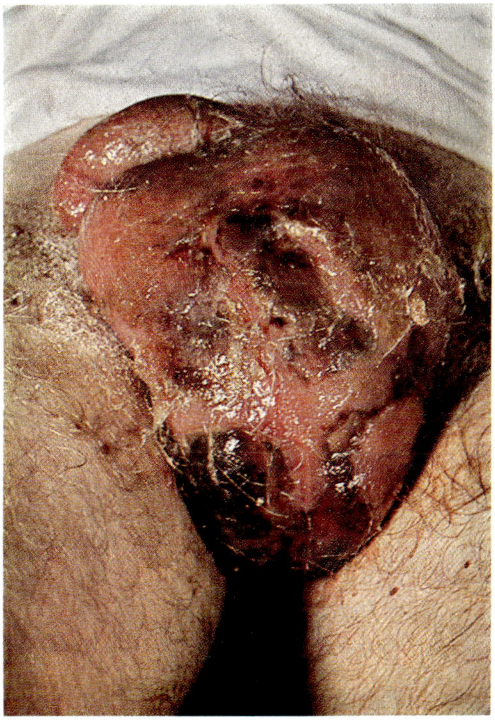

Auf das weibliche Genitale beschränkte Krankheitszustände

Fluor vaginalis

Lokale Infektionen sind besonders häufig. Sie sollten vor gynäkologischer Ursachensuche berücksichtigt werden.

Candida-albicans-Fluor

Kultureller Nachweis. – Infektbereitschaft durch Gravidität, Kontrazeptiva, Diabetes mellitus, Antibiotika und Kortikoide.

Trichomonadenfluor

Häufigste Fluorart. Keine Altersgruppe bleibt sicher verschont. Die meist pathogenen Parasiten werden hauptsächlich durch Kohabitationen übertragen, seltener indirekt über Handtücher, Schwämme usw. – Erregernachweis gelingt leicht im Abstrichmaterial, das für die mikroskopische Betrachtung als Nativpräparat nur mit einem Tropfen physiologischer Kochsalzlösung verdünnt und mit einem Deckgläschen versehen werden muß. Sehr auffällig wegen ihrer ruckartigen Bewegungen durch Geißeln und die undulierende Membran.

Symptomatik: a) akut: übelriechender, bläschenbildender, gelbgrüner, eitriger Ausfluß bei erosiver Kolpitis.

b) chronisch: wenig Fluor, verruköse Proliferation und Leukoplakie.

c) latent: symptomfrei, aber übertragungsfähig.

d) von der Scheide aus Aszension in ableitende Harnwege oder/und Rektum. Puerperal in Gebärmutter und Eileiter möglich.

Die Flagellaten verändern durch Säuerung das besiedelte Schleimhautgebiet und somit die begleitende Mischflora. Trichomonadeninfektionen können bei Frauen und Männern die Fertilität mindern.

153 Trichomonas vaginalis

(gefärbtes Abstrichpräparat)

Birnenform, größer als Granulozyten, Protoplasma, Zellkern und Geißeln gut erkennbar.

154, 155 Vulvitis erosiva circinata

Entzündliches Ödem der kleinen Labien mit schmerzhaften Erosionen an den stärker durchfeuchteten Kontaktflächen (weitgehend übereinstimmend im Hinblick auf Ursachen, Verlauf und DD mit der Balanitis circinata, Abb. 151).

156, 157 Ulcus vulvae acutum

Ohne überzeugende Gründe besonders häufig zwischen dem 16. und 25. Lebensjahr. Relativ schnell zur Entwicklung kommende, scharf begrenzte Ulzera mit festhaftenden schmutziggelben Belägen und entzündlich-ödematös aufgeworfenen Rändern im Bereich der Vulva, der großen Labien und des Perineums. Schmerzen beim Gehen, bei der Berührung und beim Wasserlassen. Manchmal Fieber. Unklare Ätiologie. Bei Erregernachweisversuchen unterschiedliche Resultate. DD: Venerische Ulzera, superinfizierter Herpes simplex usw.

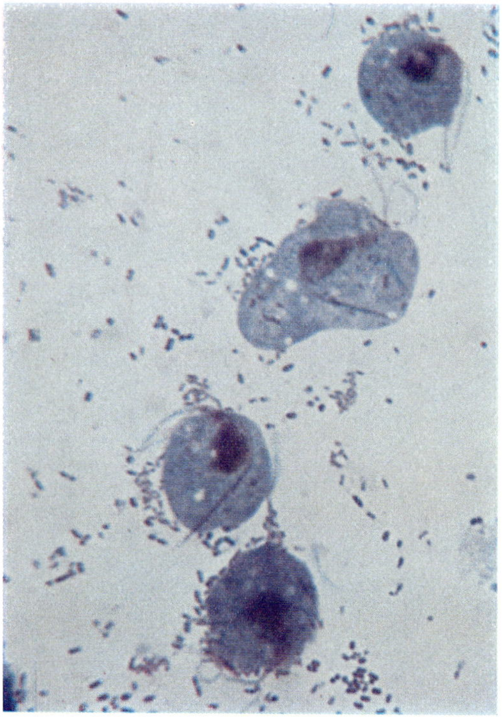

153

154

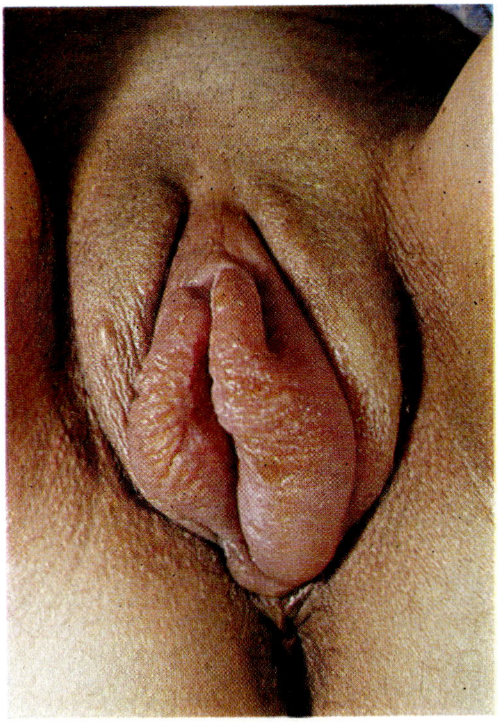

155

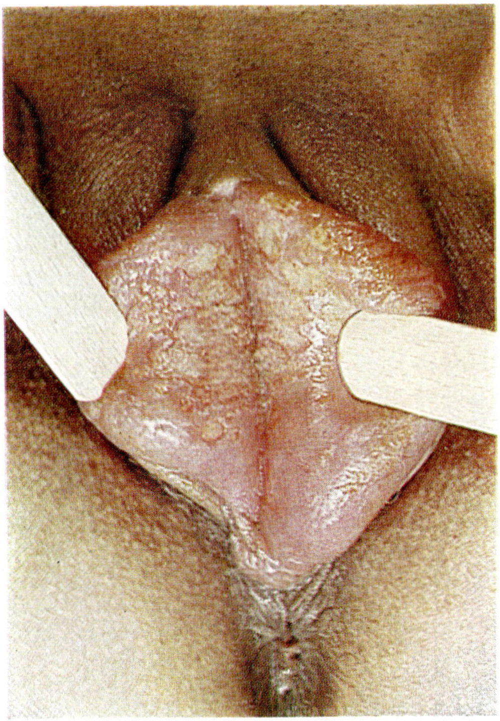

156

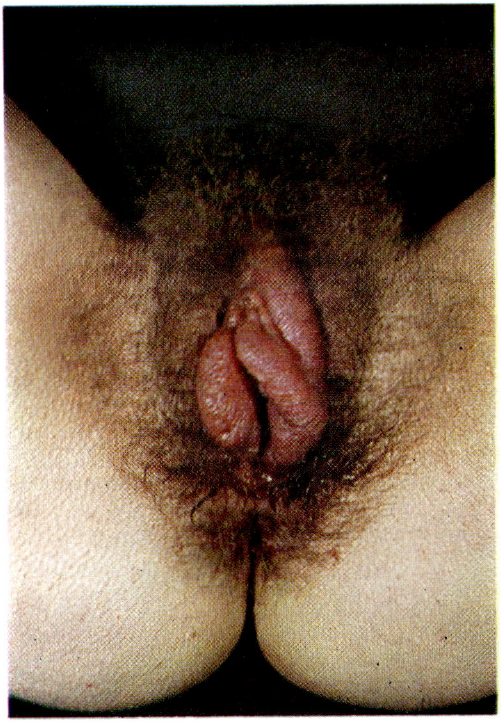

157

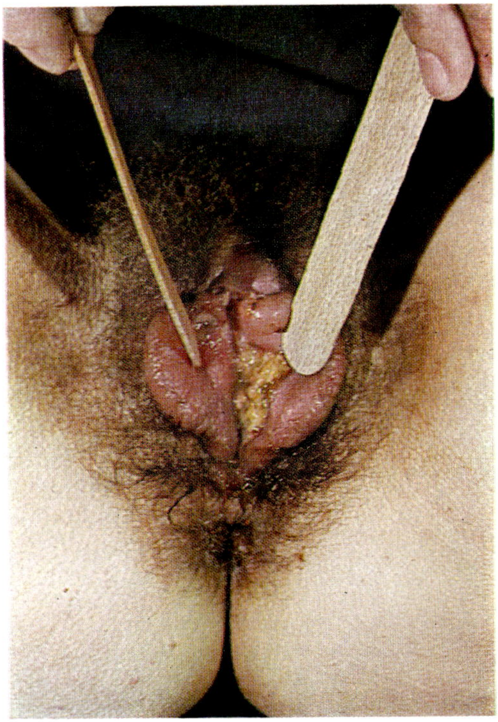

158 Virilisationssyndrom — Klitorishypertrophie

bei einer 23jährigen Frau durch Arrhenoblastom. Defeminisierung und Maskulinisation: Bartwuchs bei Hypertrichosis universalis (Hirsutismus), Akne, tiefe Stimme, männliche Gesichtszüge, Amenorrhö usw. — Nach Tumorexstirpation ist wieder Verweiblichung zu erreichen. — Bei der Suche nach Ursachen sollte der Verdacht auf Wucherungen von Eierstöcken, Nebennierenrinde, Hypophyse und Thymus gelenkt werden.

159 KLINEFELTER-Syndrom

Intersexform mit Merkmalen beider Geschlechter. Phänotypisch männlich mit normal entwickeltem Membrum virile. Genetisch weiblich mit positivem Geschlechtschromatin (Nukleolussatelliten). Hormonmangelzustand: Testeshypoplasie mit geschädigtem Tubulusepithel erklärt die Impotentia generandi. Psychosexueller Infantilismus und zahlreiche fakultative Symptome.

160 Gonadendysgenesie (ULLRICH-TURNER-Syndrom)

Abgebildetes Beispiel für Intersexualität: Weiblicher Phänotyp — aber genetisch männlich bzw. chromatinnegativ. Keine Keimzellen. Äußeres und inneres Genitale hypoplastisch oder infantil. Amenorrhö. Zahlreiche, nicht obligate Symptome: z.B. Minderwuchs, Pterygium colli, rudimentäre genitale Behaarung usw.

161 Pubertätsfettsucht

Früher fälschlich als hypophysäre Erkrankung (Dystrophia adiposogenitalis FRÖHLICH) bezeichnet. Hypopituitarismus wird heute abgelehnt. Ist bei entsprechender Diät spontan rückbildungsfähig.

158

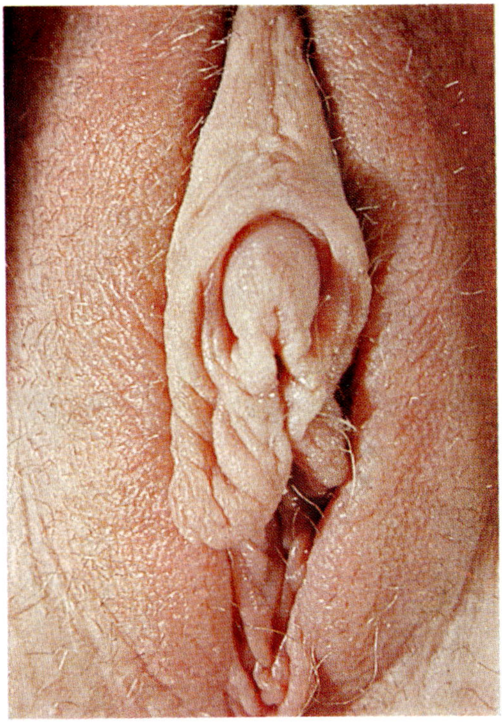

159

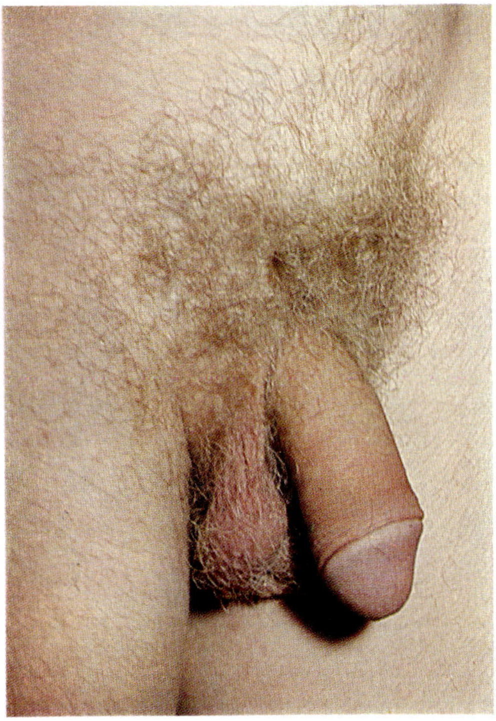

160

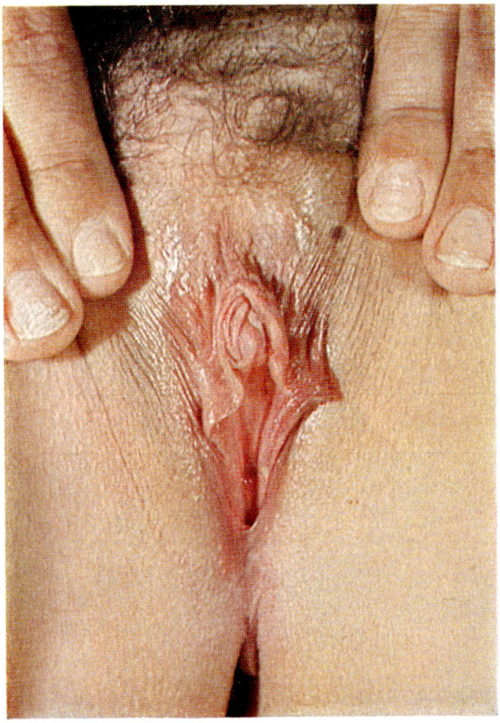

161

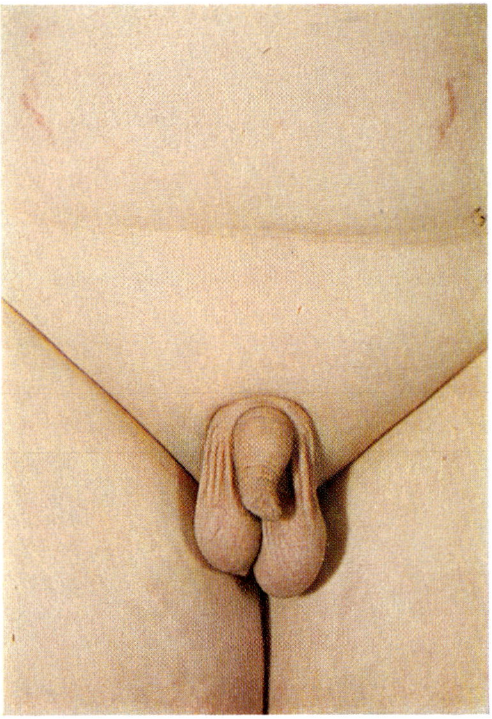

162 Hirsuties papillaris coronae glandis
Atavistische Zottenbildung.

163 Angeborene Verschmelzung der großen und kleinen Labien

164 Schürzenartige kleine Labien
Angeboren, Entwicklung in der Pubertät (Hottentottenschürze) und auch als Folge masturbatorischer Überdehnungen.

165–167 Hypospadie
Mißbildung mit Verlagerung der Harnröhrenmündung proximalwärts. ⇉ Paraurethrale Gänge in der distalen Harnröhrendefektzone. ↙ Dystope stenosierte Harnröhrenmündungen. Bei hochgradigen Hypospadieformen ventrale Penisdeviation und Harninkontinenz.

168 Synechien von Glans und Präputium

169 Perianale Fisteln
Nicht selten Verbindung mit Anus und Rektum. Relativ häufig ist als Fehlbildung in der Medianlinie der Analfalte ein Kokzygealdermoid: Haarnestfistel oder Pilonidalsinus. ↙ Perianale Fistel.

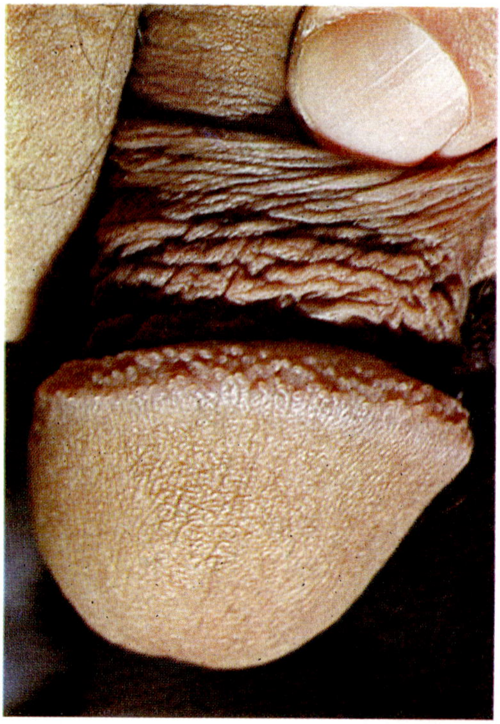
162

163
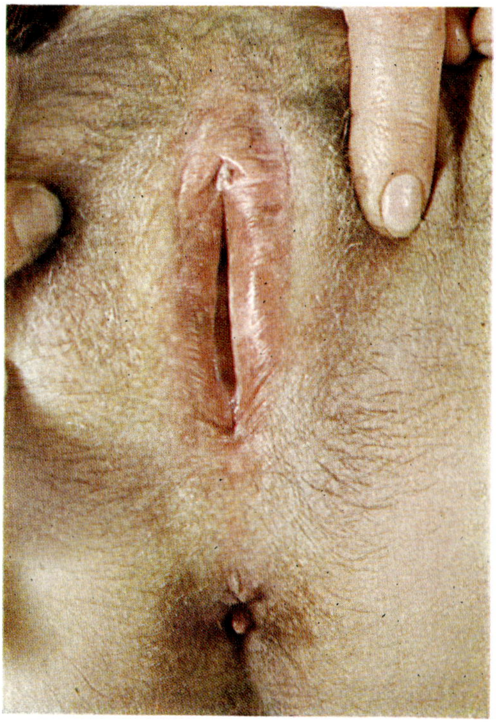

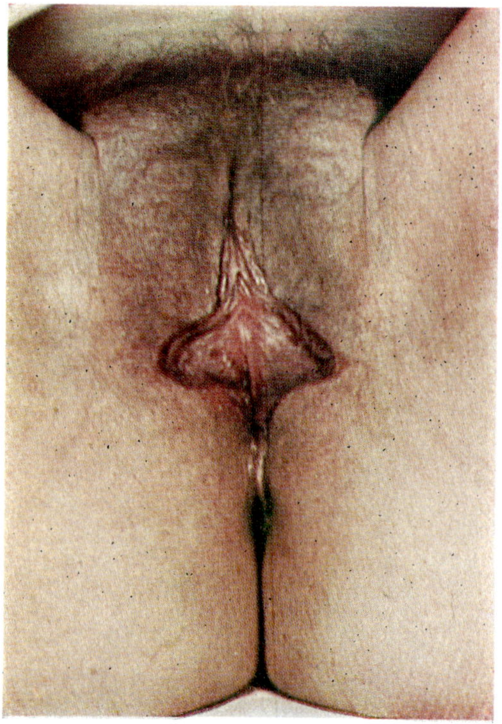
164

165

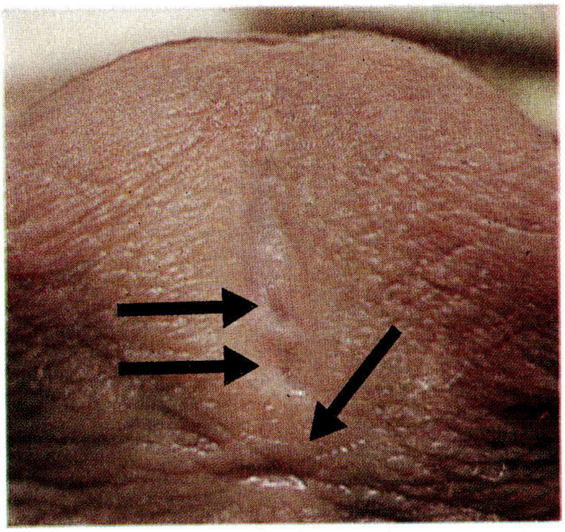

166

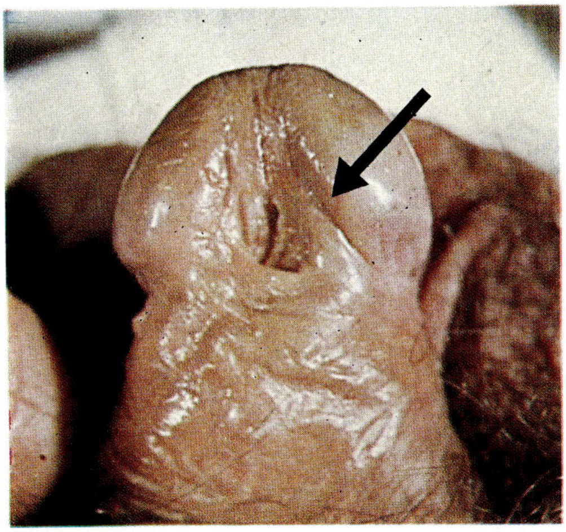

167

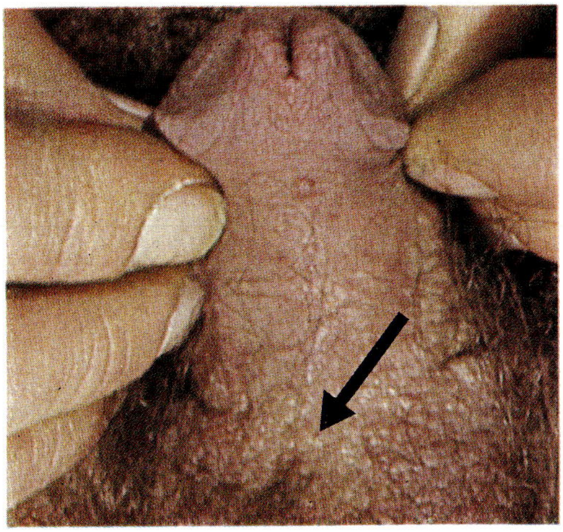

168

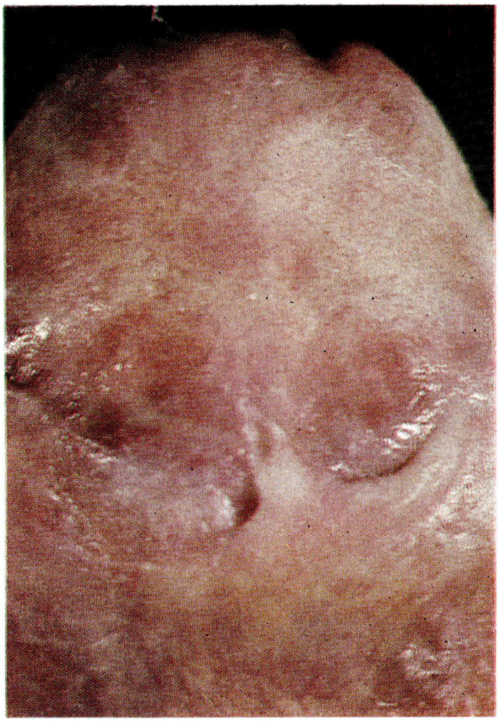

169

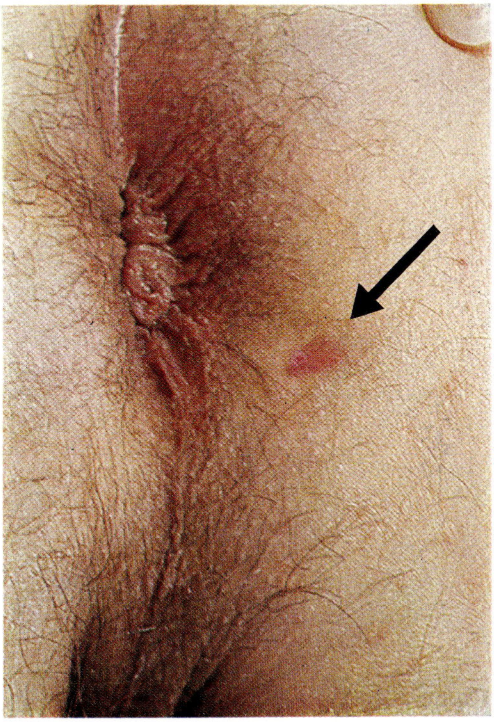

170, 173, 174 Haemangioma cavernosum

In den ersten Lebenstagen fleckförmig wie ein Naevus flammeus. Schon nach Tagen durch Palpation als »Blutschwamm« oder Angioblastom einzuordnen.

170 Befund in der 7. Lebenswoche.

173 Im ersten Lebensjahr Entwicklung erheblicher Prominenz. Im 17. Lebensmonat großflächig gewordene Abblassung der Oberfläche als Zeichen der spontanen Involution.

174 Residuenfreie Rückbildung bis zum 15. Lebensjahr.

171 Papillomatöse pigmentierte Nävuszellennävi (Hamartome)

DD: Seborrhoische Keratosen (Abb. 172).

172 Seborrhoische Keratosen

175 Variköse Venektasien

bei voll ausgebildetem KLIPPEL-TRÉNAUNAY-WEBER-Syndrom. Nävoide Systemerkrankung mit Beteiligung der drei Keimblätter (Phakomatose).

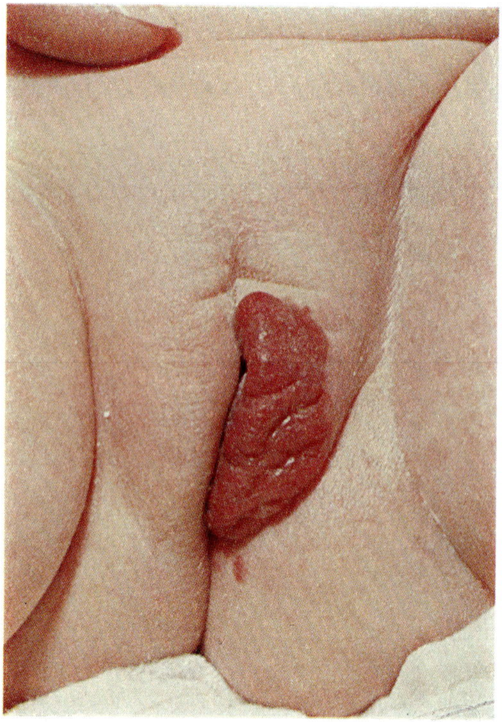

170

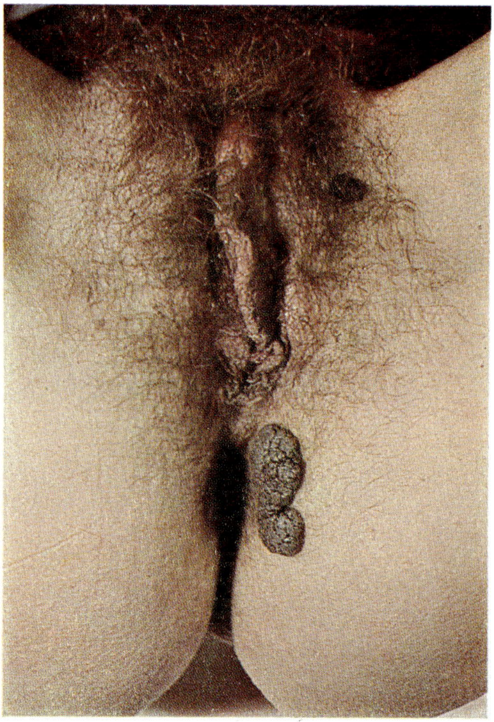

171

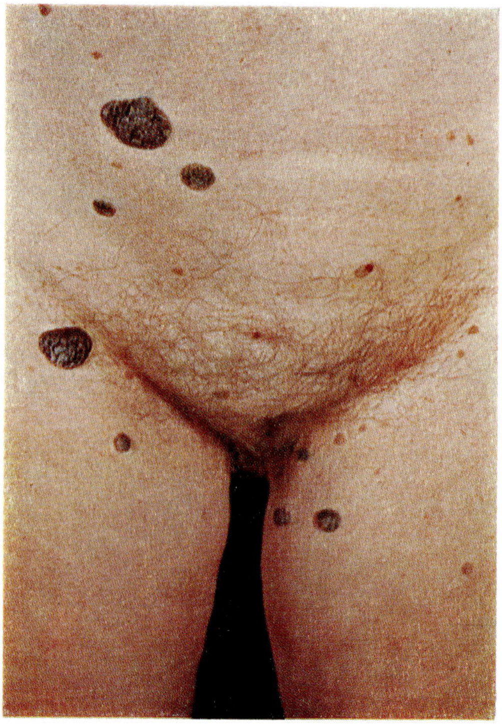

172

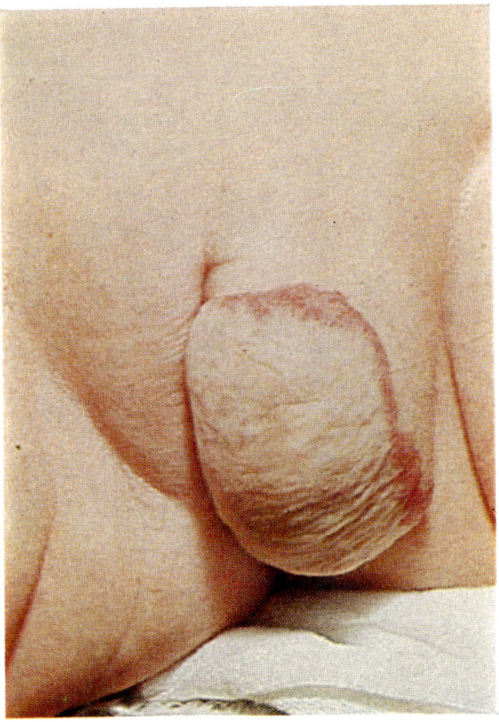
173

174
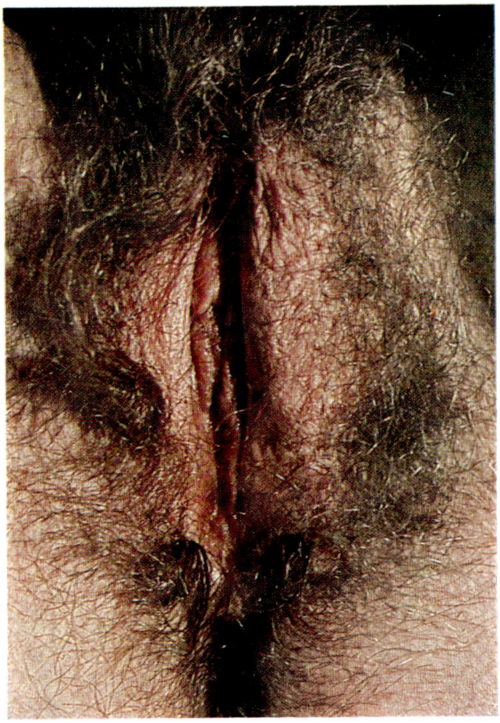

175
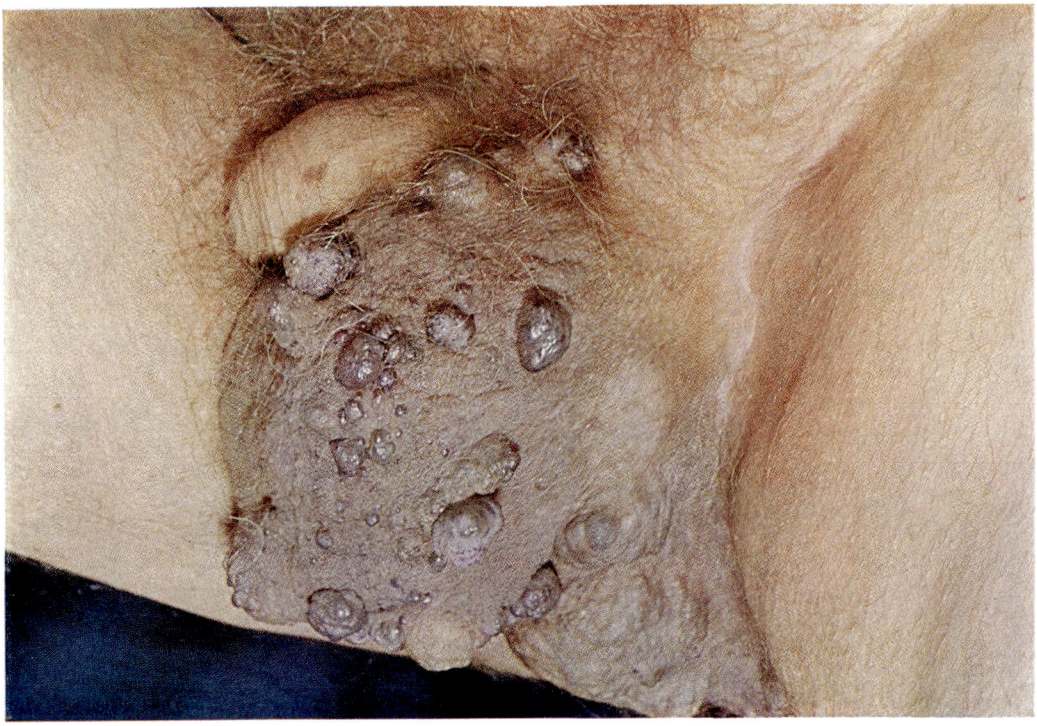

Erkrankungen der Talgdrüsen

176 Demodex folliculorum (Haarbalgmilbe)
Harmloser Talgdrüsenparasit.

177 Acne comedonica perianalis
kann einen Pruritus ani auslösen und unterhalten.

178 Systematisierter Talgdrüsennävus
Unilaterale Vermehrung und Vergrößerung normaler Talgdrüsen. Keine Nävuszellen.

179, 181 Sebozystomatose (GÜNTHER)
Hereditär. Nach der Pubertät Entwicklung kugelförmiger Steatome mit gelblicher Transparenz. Aus angestochenen Talgzysten entleert sich homogener gelb-öliger oder cremeartig-weißer Inhalt.
Bevorzugter Sitz: Hodensack, Schamlippen, Rücken.

180 Ektopische Talgdrüsen (FORDYCE)
Nävusartige Anomalie der Mund- und Genitalschleimhaut. Dichtstehende oder beetartig angeordnete, stecknadelkopfgroße, freie (nicht follikuläre) Talgdrüsen (↗).

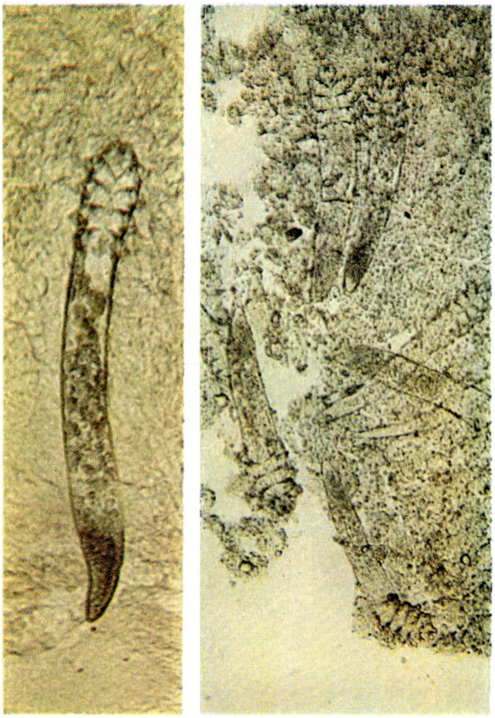
176

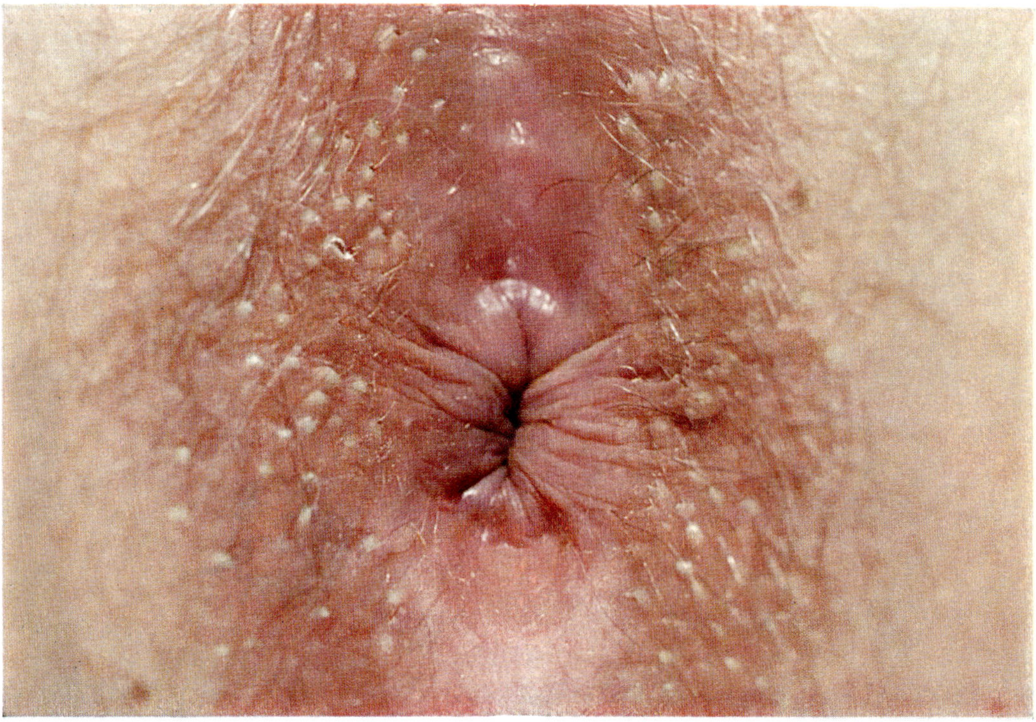
177

178

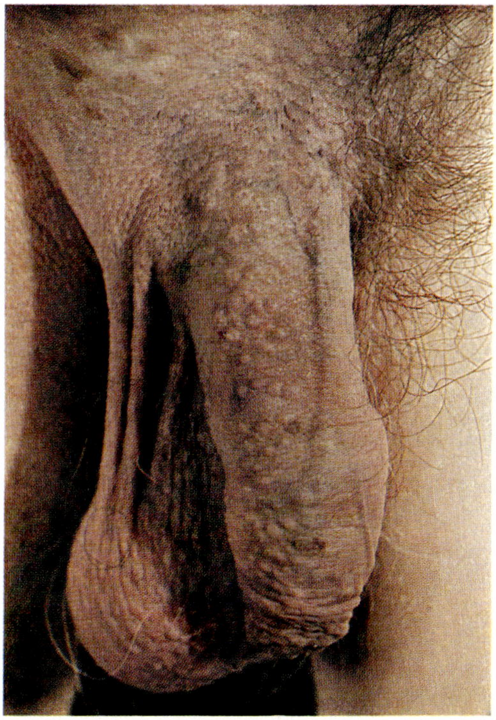

179

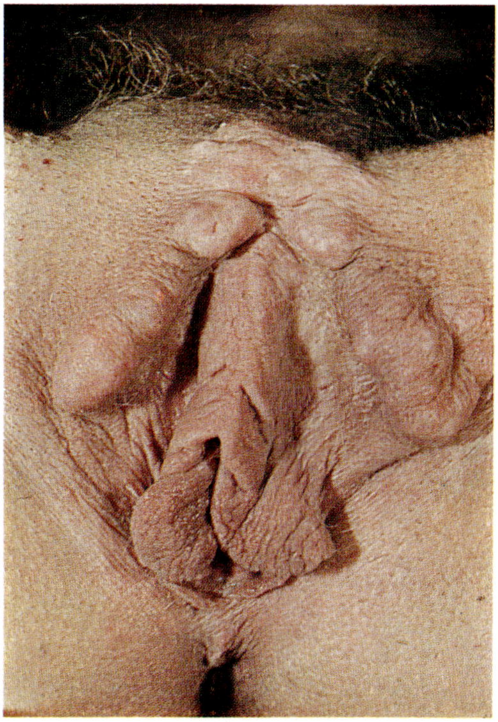

180

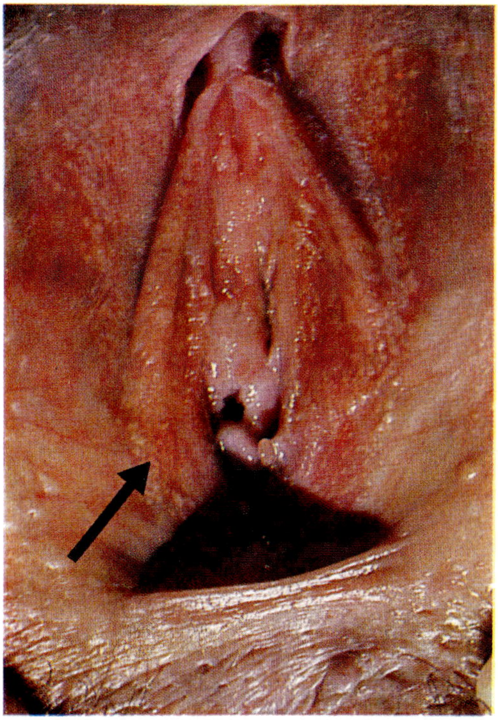

181

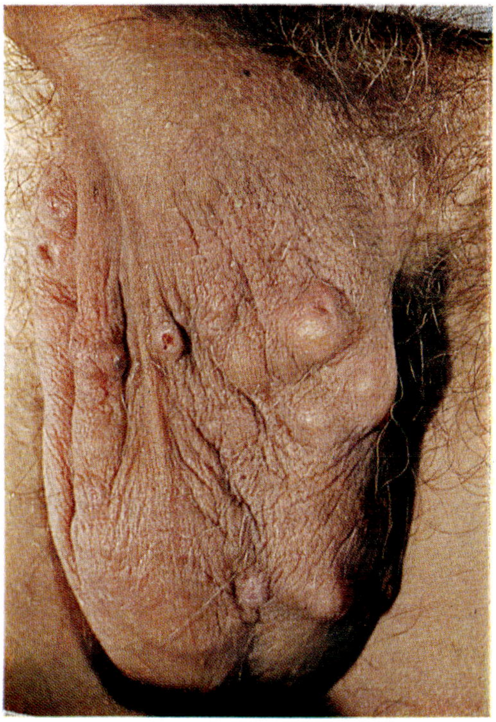

Präkanzerosen

Veränderungen, die früher oder später zur malignen Entartung führen.

182 Keratosis senilis

Oft an lichtexponierten Flächen. Anfänglich rötliche hyperkeratotische Herde. Nach längerem Bestand verfärben sich die verhornten Oberflächen grau- bis schwarzbraun. »Basisentzündungen« lassen erfolgte Entartung zum Ca. spinocellulare erwarten.
DD: Nävus, nävogenes Melanom.

183 Leukoplakie

kann Vorläufer eines Spinalioms sein. Häufig an Glans, Präputium, Klitoris, Labien, Vagina und Portio.
DD: Lichen sclerosus et atrophicus.

184, 185, 187 Morbus BOWEN

Scharf begrenzte, entzündlich gerötete, unterschiedlich schuppende, nässende, papillomatöse und fleckförmig pigmentierte, langsam sich peripher ausbreitende Herde. Die fördernde Bedeutung von lange zurückliegenden Arseneinwirkungen wird oft anamnestisch bestätigt. Wenn nicht rechtzeitig oder ausreichend behandelt wird, erfolgt destruierendes Ca.-Wachstum und Metastasierung. Häufigste folgenschwere Verwechslungsmöglichkeit mit mikrobiell-seborrhoischen Anogenitalekzemen (Abb.186) sollte durch histologischen Befund grundsätzlich ausgeschlossen werden.

186 Mikrobiell-seborrhoisches Ekzem

DD: Morbus BOWEN

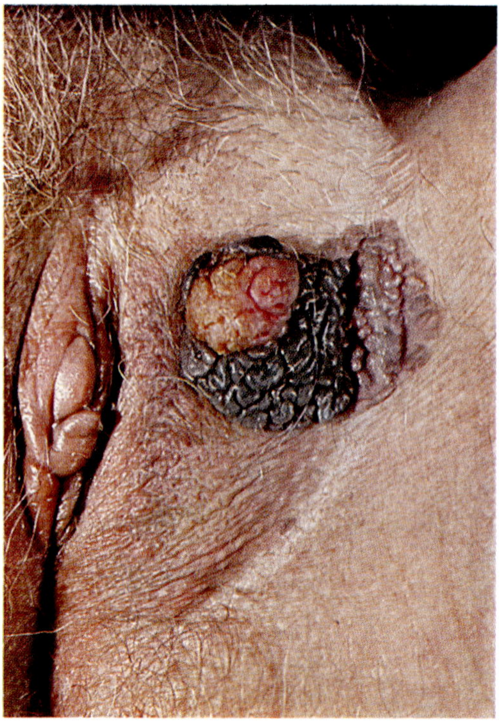
182

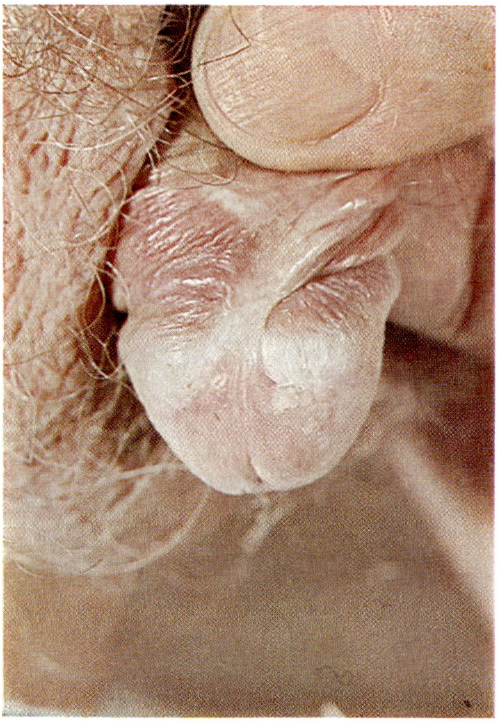
183

184

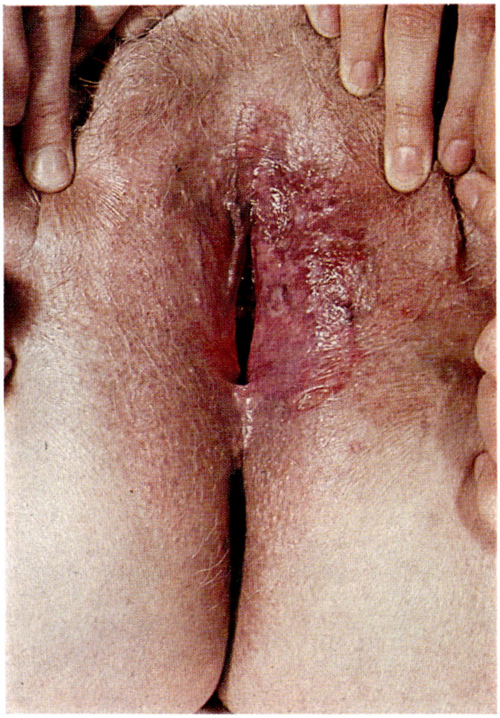

185

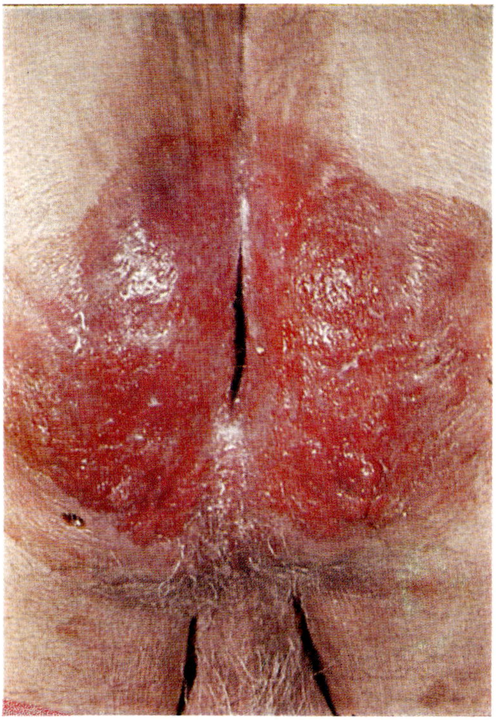

186

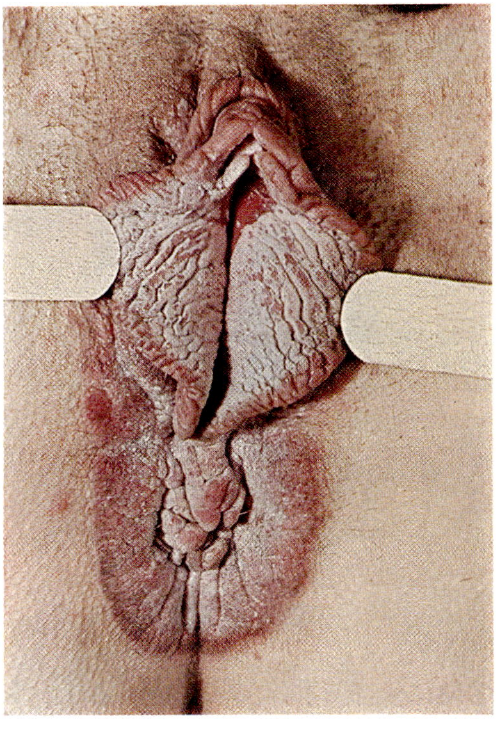

187

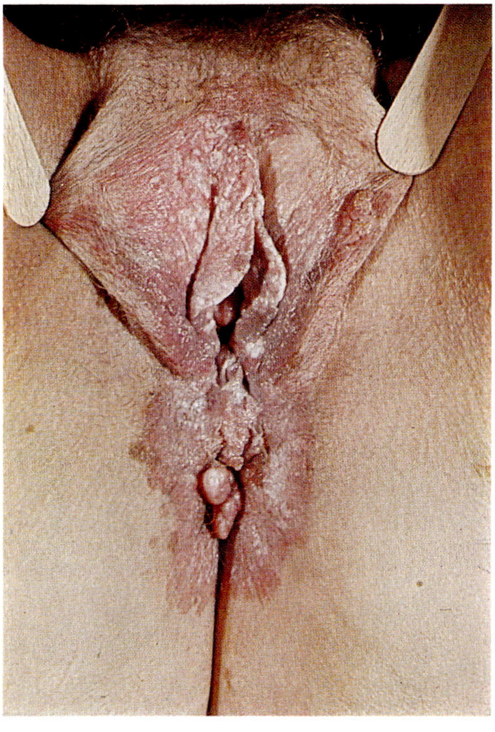

Maligne epitheliale Tumoren

188 Balanoposthitis chronica plasmacellularis circumscripta ZOON

Gutartige, bräunliche, lackartig glänzende Infiltrate mit Hämosiderinablagerungen.

189 Ulzerierendes Basaliom (Ulcus rodens, Ulcus terebrans)

Relativ späte Metastasierung nach Schleimhautbefall und Umwandlung zum Spinaliom.

190 Basaliom

des Vorhautinnenblattes.

191–193 Spinaliome

Infiltratives und destruierendes Wachstum mit Metastasierung.

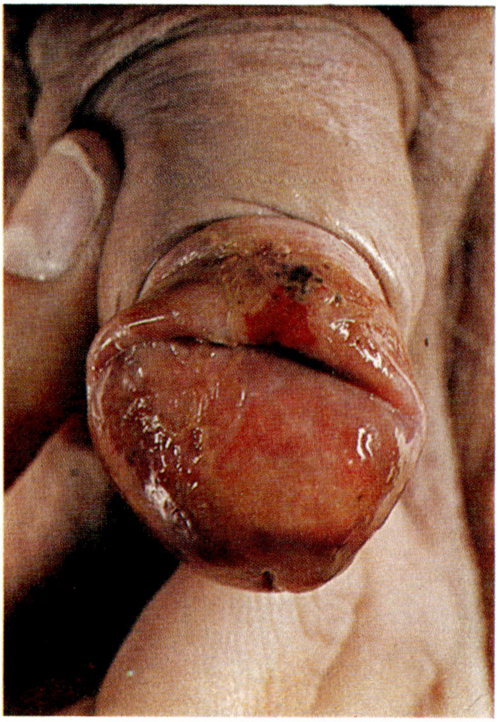

188

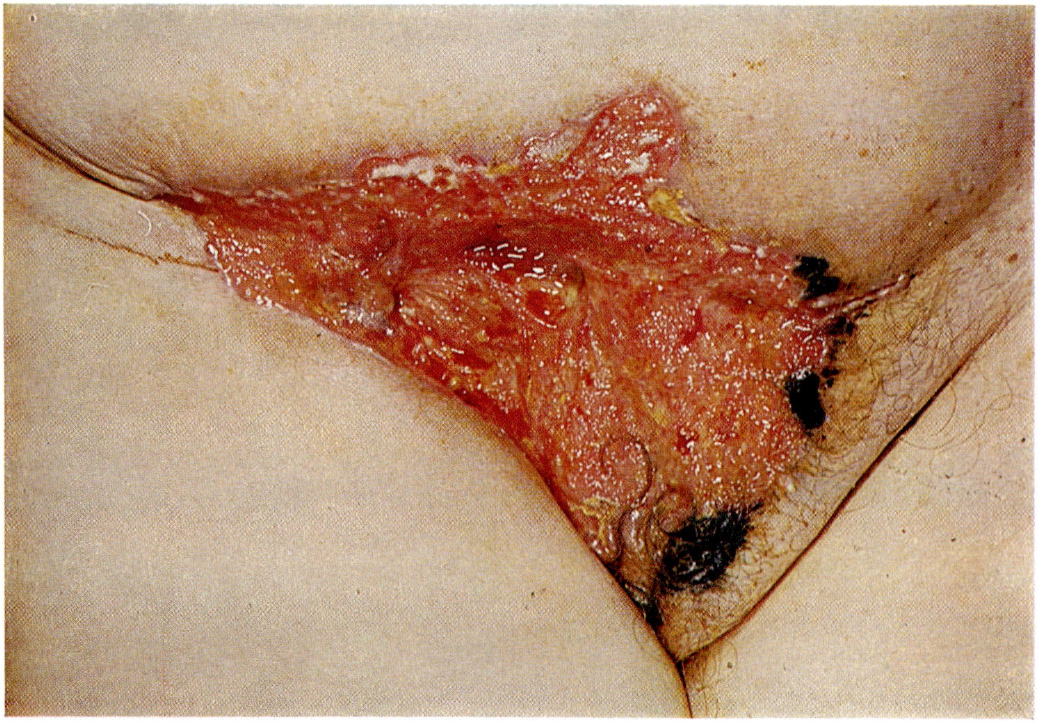

189

190

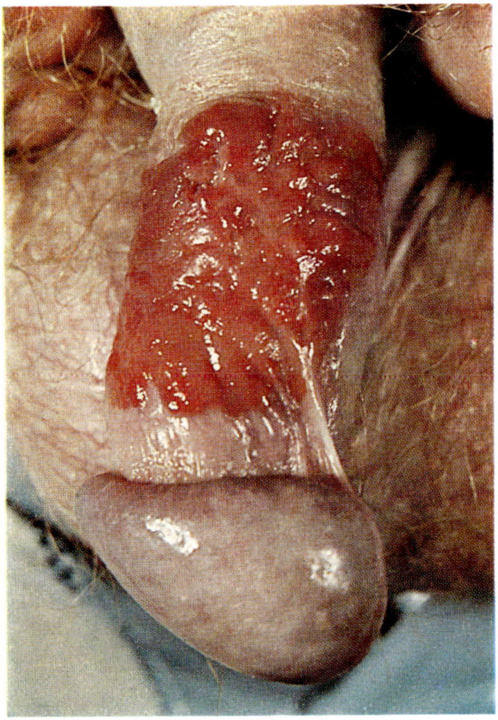

191

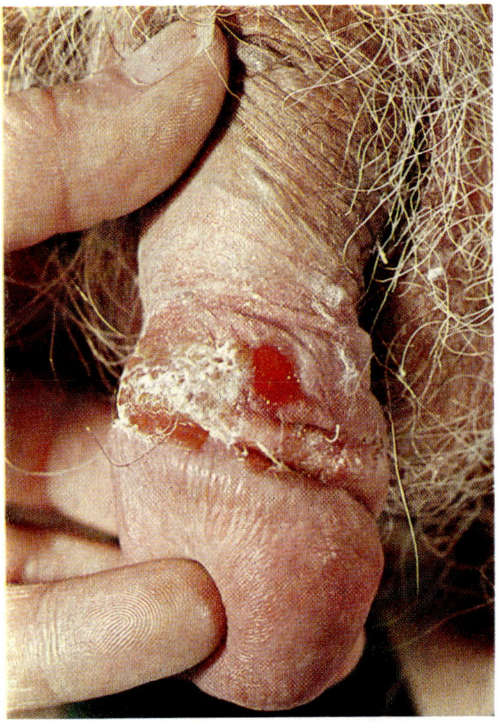

192

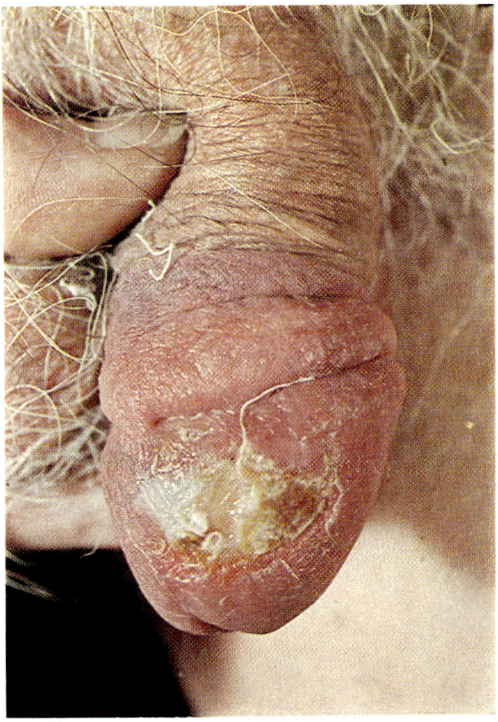

193

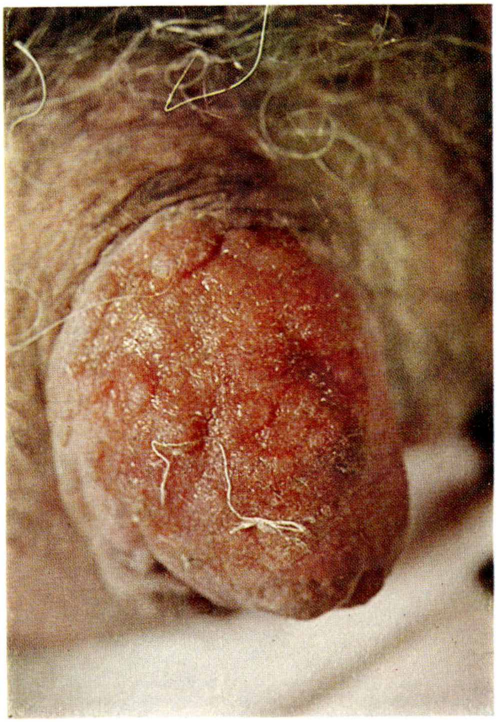

194

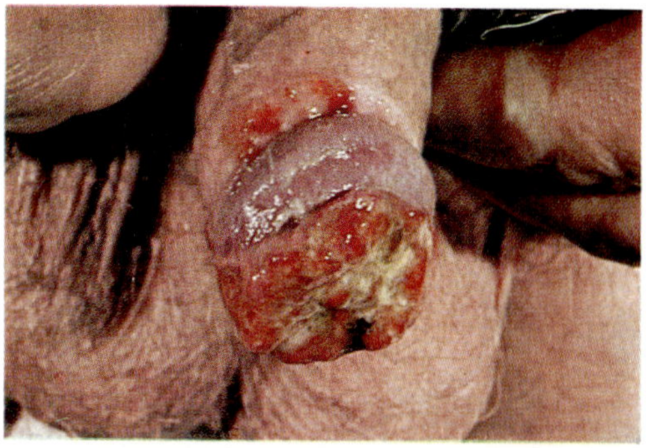

195

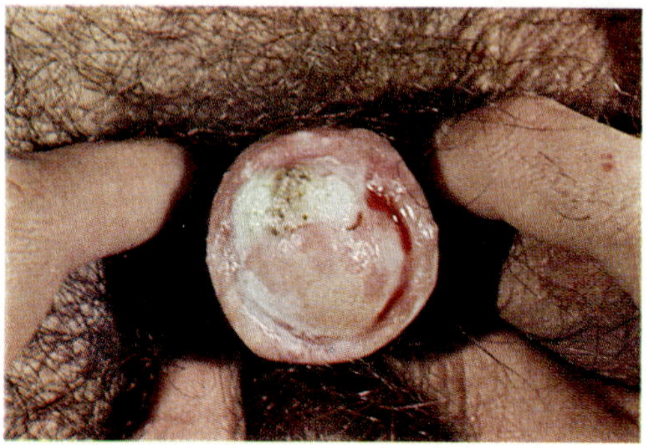

194, 195 Spinaliome

Häufig Entwicklung nach früherer Arsenmedikation oder auf dem Boden einer Leukoplakie.

196 Spinaliom

mit typisch frühzeitigen regionalen Leistenlymphknotenmetastasen.

197 Sekundäres Plattenepithelkarzinom

auf dem Boden eines Lichen sclerosus et atrophicus.

198 Plattenepithelkarzinom

Verhornend und teilweise randpigmentiert.

199 Plattenepithelkarzinom

bei hochgradiger seniler Genitalatrophie.

200 Plattenepithelkarzinom

auf röntgengeschädigter Haut und Schleimhaut.

196

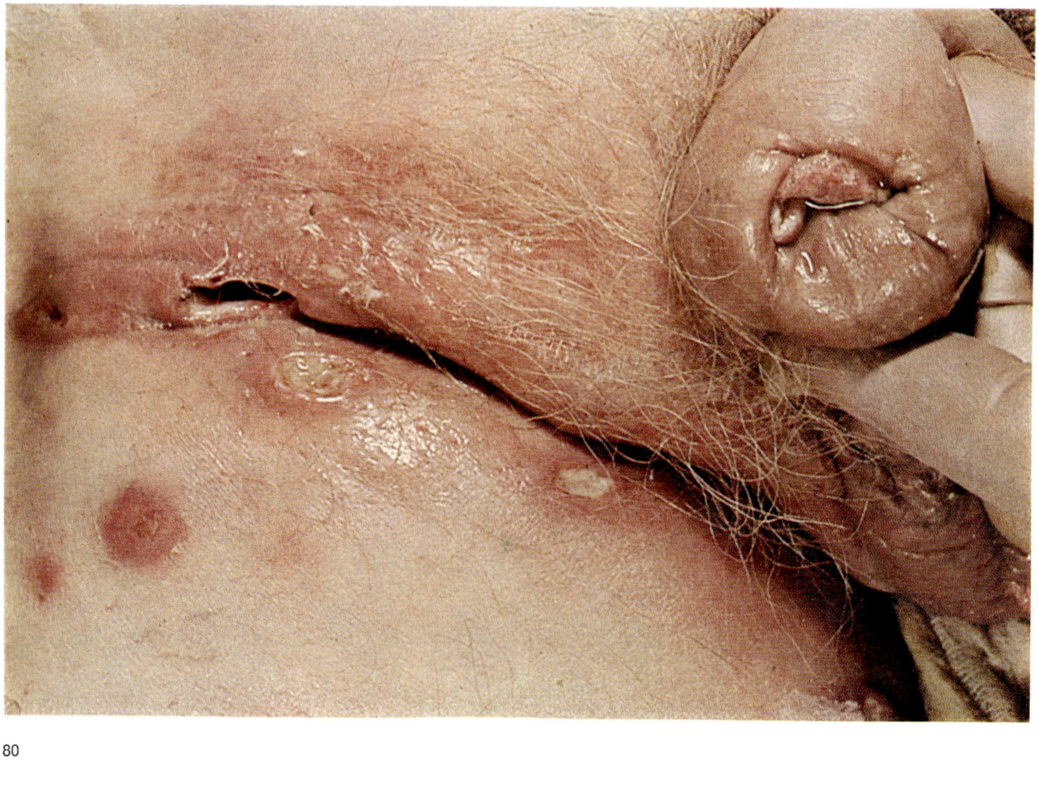

197

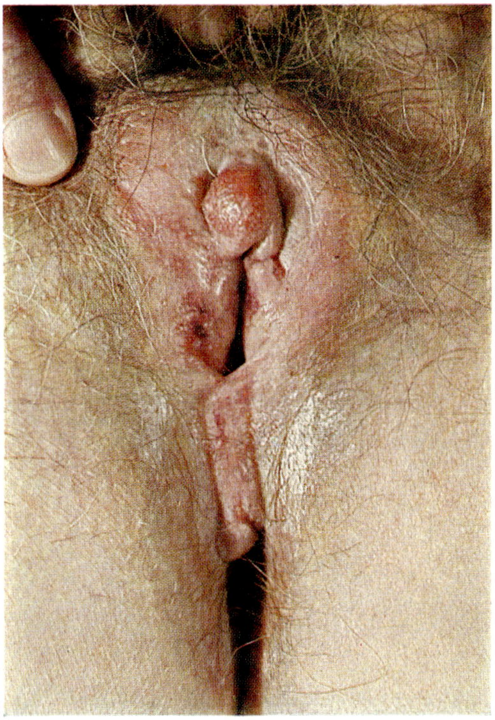

198

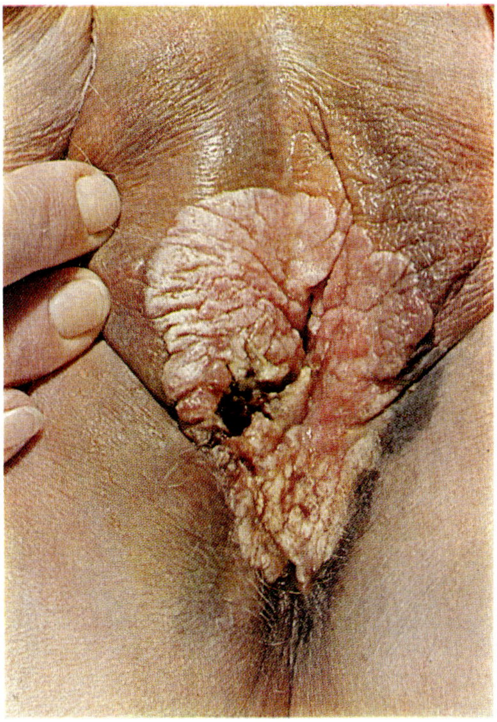

199

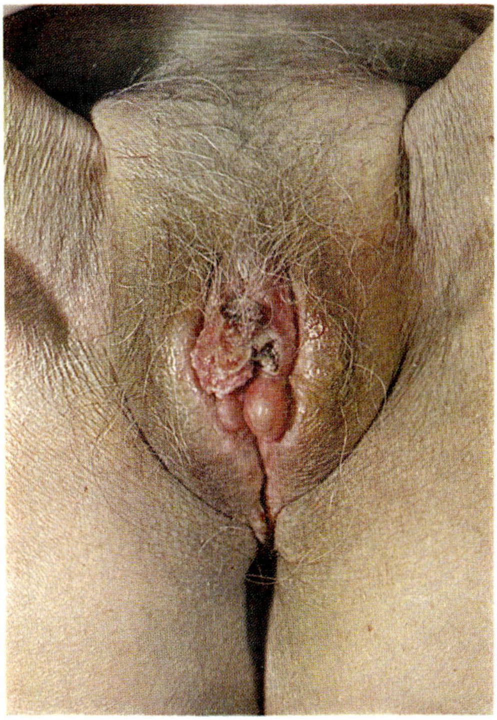

200

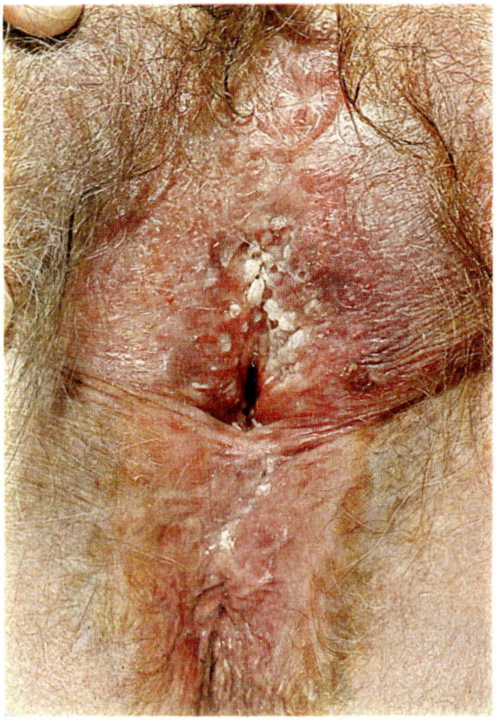

Melanome

Die malignen Melanozytoblastome der Haut und Schleimhaut entwickeln sich nur ausnahmsweise vor der Pubertät. Die Bildung vollzieht sich auf scheinbar gesunder Basis (mélanome d'emblée) oder auf dem Boden eines Nävuszellnävus oder einer Melanosis circumscripta praeblastomatosa DUBREUILH (Lentigo maligna).
Zeichen drohender Entartung: Flächenhaftes oder exophytisches Wachstum, Farbänderungen, Juckreiz, Basis- mit Randsaumentzündung, Blutungen nach Mikrotraumen, Ulzeration.

201–203 Melanome

Zahlreiche Variationen des klinischen Bildes der Primärtumoren sind eine Erklärung für Fehlerraten von 30% bei makroskopischer Beurteilung und 10% bei histologischer Diagnostik. Hier muß betont werden, daß bei Melanomverdacht die Exstirpation unter großzügiger Mitnahme gesunden Gewebes erfolgen muß.

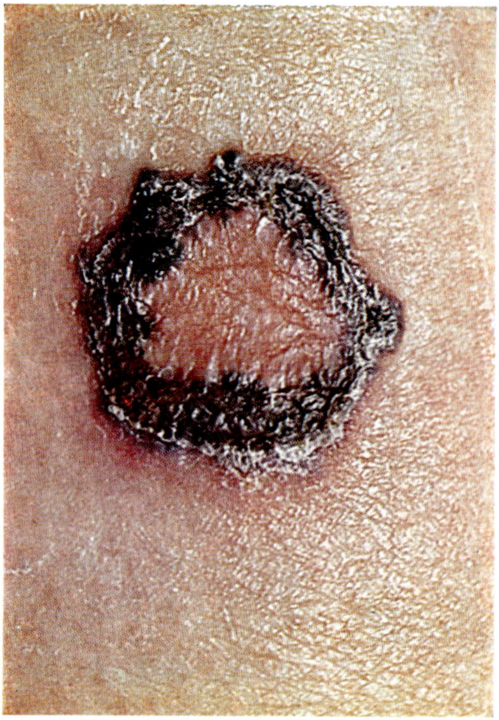
201

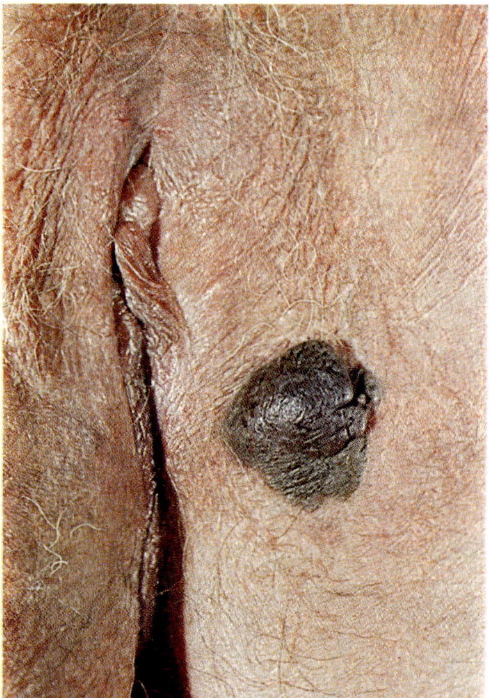
202

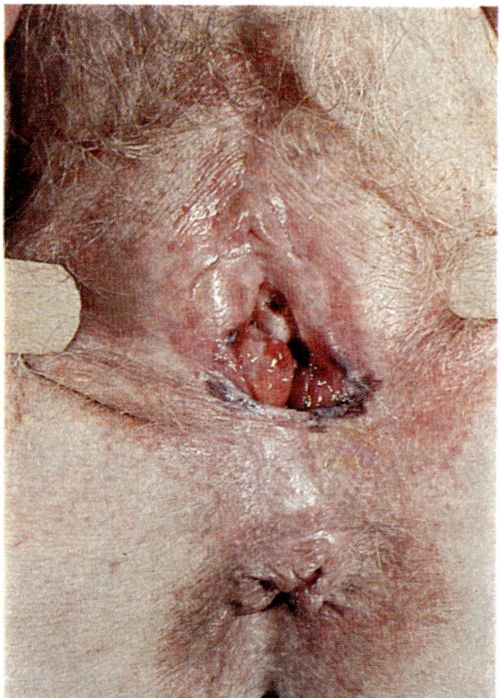
203

204 Melanom mit Metastasen

Sehr frühzeitige Absiedelungen trüben die Prognose. – Am rechten Oberschenkel Röntgenulkus nach Strahlentherapie von gruppierten, lymphogenen, halbkugelig prominenten Hautmetastasen. Nach zusätzlicher hämatogener Streuung Priapismus durch Tochtergeschwülste in den Corpora cavernosa.

Harnproben nach JAKSCH und THORMÄLEN sind wertlos in Frühstadien und sogar noch unzuverlässig in Terminalphasen mit Lebermetastasen. Möglichst frühzeitige Erkennung und sofortige operative Behandlung sind die besten Voraussetzungen für eine günstige Schicksalsbeeinflussung. Immer noch werden zusätzliche Erkennungsmöglichkeiten gesucht und erprobt. Der klinische Wert solcher indirekten Methoden wird im Hinblick auf ihre diagnostische Leistungsbreite unterschiedlich beurteilt. Die Speicherung radioaktiver Isotopen (P^{32}, C^{14} usw.) von Melanomen ist aber nach KIMMIG und WISKEMANN keine spezifische Melanomeigenschaft.

Wir haben bei der Differenzierung von pigmentierten »Tumoren« durch Auswertungen von **aktiven(!) Infrarotfotos** beachtliche zusätzliche Kriterien gewonnen. Günstigste Bedingungen sind gegeben bei flachen, zur Oberfläche parallel gewachsenen Veränderungen; anders ausgedrückt: wenn die fragliche Veränderung annähernd in eine fotografische Ebene zu bringen ist. Sehr zuverlässig gelingt die Elimination durch »Aufhellungsfotos« von Naevi pigmentosi, pigmentierten Fibromen und Basaliomen, Spinaliomen, Fibrohistiozytomen, flachen seborrhoischen und senilen Keratosen, Melanosis DUBREUILH, Morbus BOWEN, Granuloma teleangiectaticum benignum, Morbus BOECK, Glomustumor, juvenilem Melanom usw.

Intensiv dunkle oder schwarze Infrarotfotos sind typisch für klinisch bräunliche und braunschwarze Melanome. – Amelanotische Inseln, Randpartien oder exophytische Melanomauswüchse wirken dagegen stark aufgehellt bis glänzend weiß.

Das klinische Bild und alle übrigen diagnostischen Merkmale müssen bei der Entscheidung für oder gegen ein Melanom mitbewertet werden, weil auch andere Veränderungen im Infrarotfoto stark schwarz zeichnen können:

204

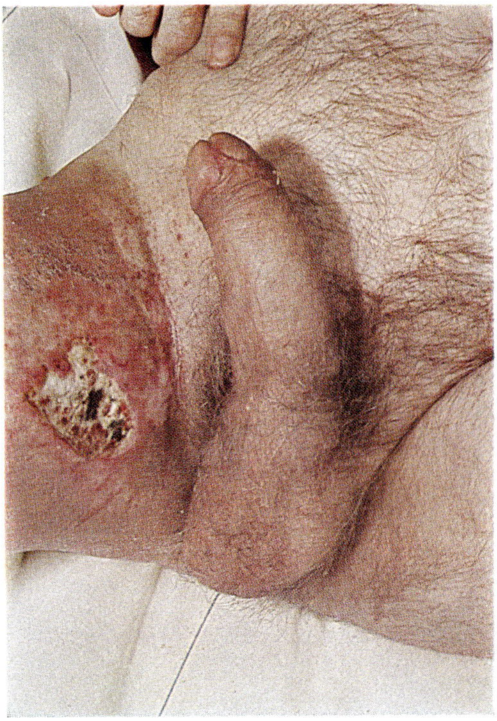

Naevus coeruleus, transparente Thromben (in Varizen, Hämangiomen, Angiokeratomen, Atheromen usw.), großvolumige tumorösprominente seborrhoische Keratosen mit ihrem schon klinisch auffallenden »Hornschwarz« (Pseudopigment: dunkle Eigenfarbe der Hornzellen nach Austrocknung und Keratinreduktion), Komedoköpfe und schwarze Haare.

Eine isolierte Infrarotfoto-Diagnostik darf es nicht geben! Als integrierte Methode dermatologischer Diagnostik bewährten sich uns Infrarotfotos als Suchmethode zur Früherkennung von beginnenden Melanomen und deshalb besonders zur Minderung des Risikos bei Exstirpationen pigmentierter Veränderungen aus kosmetischen Indikationen.

Mesenchymale Tumoren

205 Fibroma pendulum

Gutartige, weiche, hautfarbene und gefältelte Bindegewebstumoren; oft gestielt und deshalb pendelnd. Häufiger bei älteren adipösen Frauen in den Leistenbeugen. Verhornungen fehlen. Pigmentierungen kommen vor.

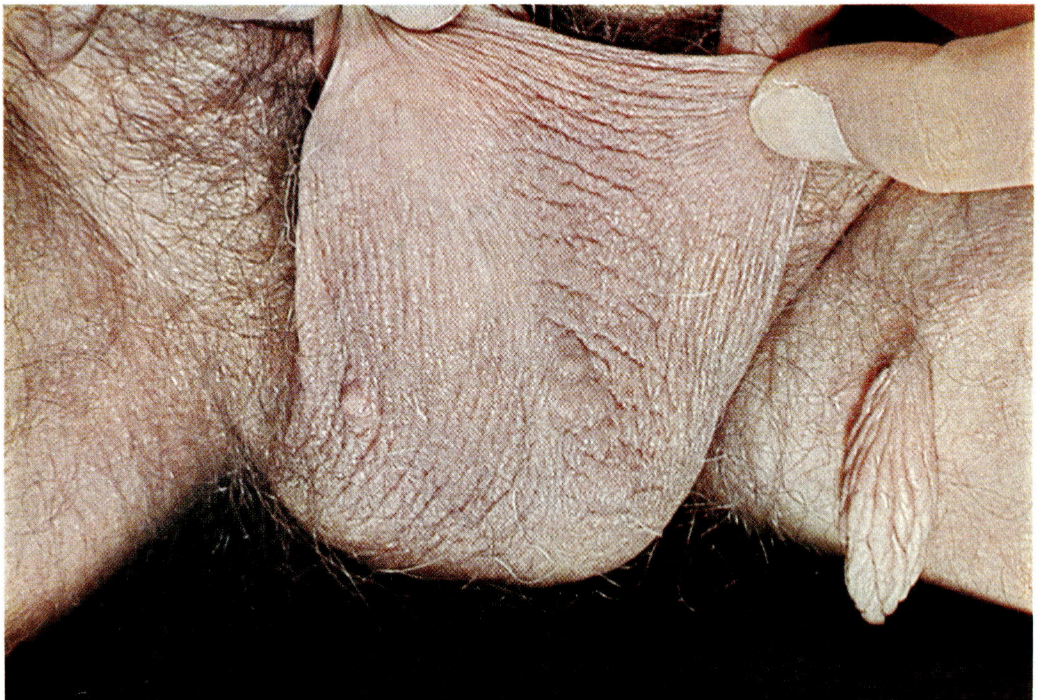
205

206 Neurofibromatosis generalisata (Morbus RECKLINGHAUSEN)

Polysymptomatische erbliche Phakomatose mit Beteiligungen der Haut, der Knochen und inneren Organe. Günstige Prognose. Sehr selten sarkomatöse Entartungen. – Typische Entwicklung von Tumoren des Nervengewebes (Neurinome und Neurofibrome) nach der Pubertät im Bereich des Plexus lumbalis re. mit symptomatischem Ischiassyndrom. Skoliose der unteren BWS. Lordosestellung der LWS bei linkskonvexer Drehskoliose. Harte, indolente, einzeln und konglomeratweise gelagerte Tumoren von Kirsch- bis Hühnereigröße mit guter Verschiebbarkeit gegen die teilweise vorgebuckelte unveränderte Haut und gegen die Unterlage. Faustgroße Tumoren füllen die rechte Skrotalhälfte, kleinere Tumoren sind an der Peniswurzel und am Damm zu tasten. Keine café-au-lait-Flecke.

206

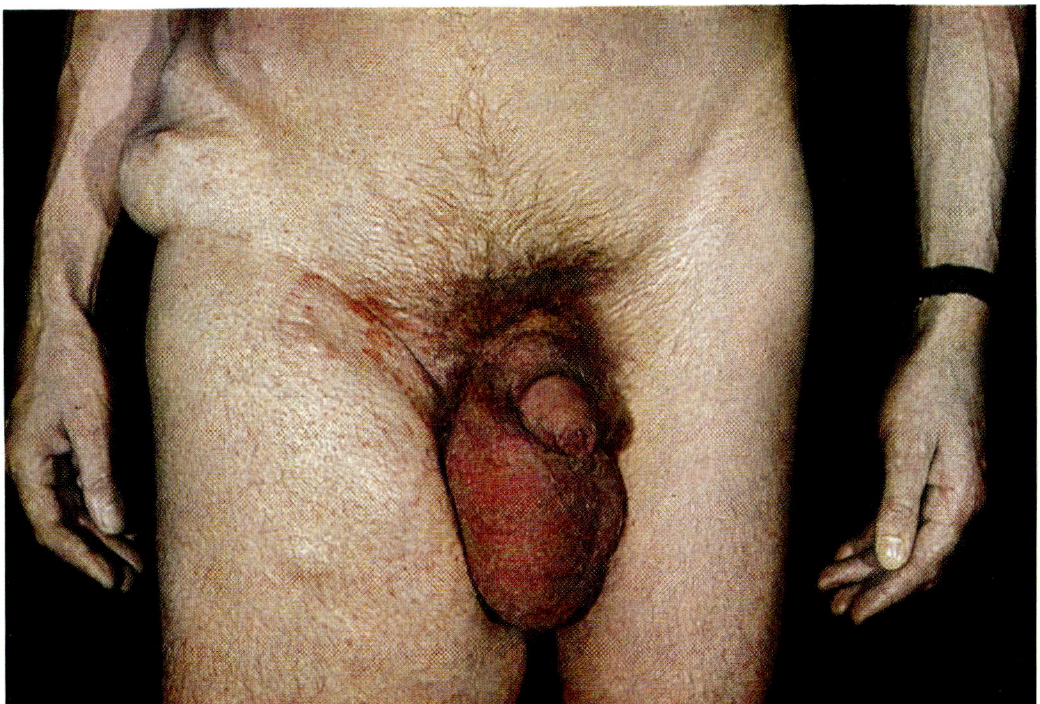

207 Plasmozytom oder multiples Myelom (Morbus KAHLER)

Extramedulläres Plasmozytom der Genitalschleimhaut mit charakteristischer Neigung zum geschwürigen Zerfall. Histologische Diagnosensicherung. Neoplastische Plasmazelltumoren in Knochen und inneren Organen. Starke Erhöhungen der BSG. Paraproteinämie und Paraproteinurie mit nachweisbarem BENCE-JONES-Eiweißkörper. Auch unspezifische Hautsymptome, Paramyloidablagerungen und Kryoglobulinämie.

208 Mycosis fungoides

Bei dieser nach dem 40. Lebensjahr von der Haut ausgehenden, chronischen, unheilbaren, granulomatösen Retikulose erkranken letztlich auch innere Organe. Letaler Ausgang der Systemerkrankung kann nur hinausgezögert werden.

Die Abbildung soll nur einen Eindruck vermitteln von der klinischen Polymorphie des 2. oder infiltrativen Stadiums. Typische Wechsel

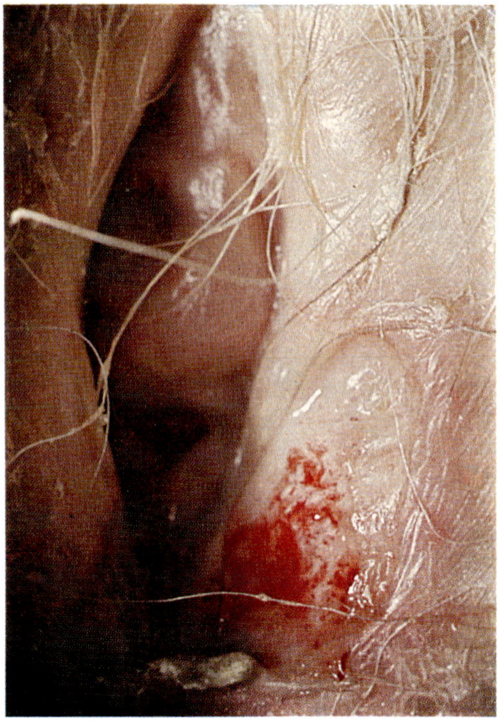
207

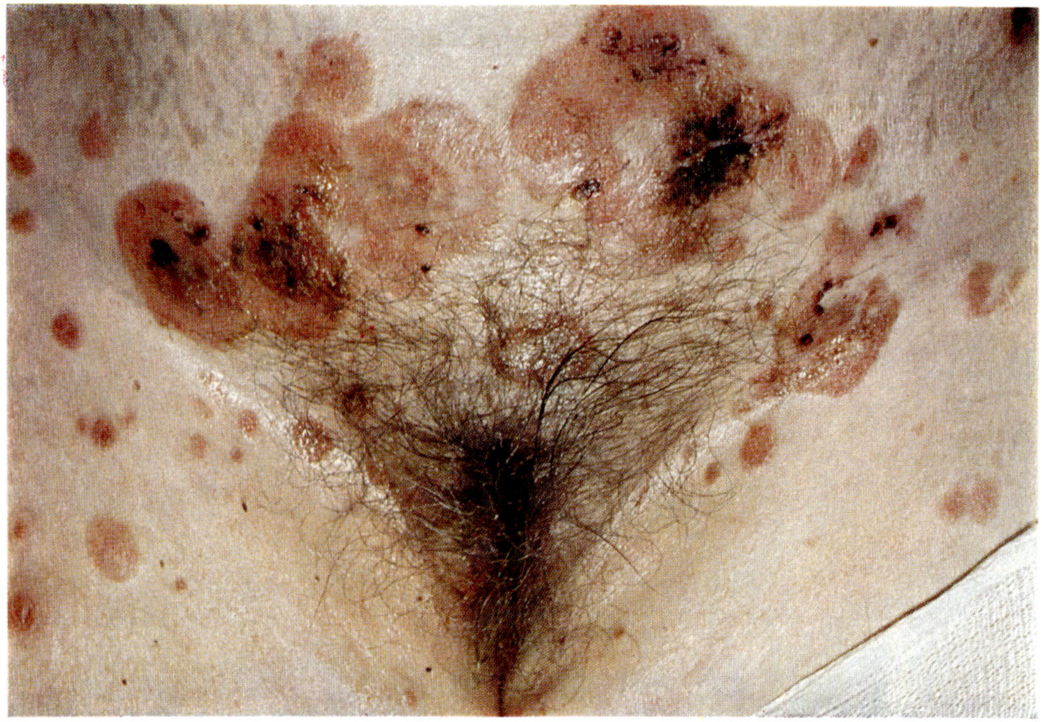
208

bezüglich Lokalisation und Morphe. Die Infiltrate können glatt bleiben, nässen oder psoriasiform schuppen. Gewebsproben aus Randinfiltraten lassen histologische Diagnosensicherung erwarten.

209 Lymphogranulomatosis maligna (Morbus STERNBERG-PALTAUF)

Bei dieser granulomatösen Retikulose sind die inneren Erkrankungen vorrangig. Bei einem Drittel der Kranken muß man prämonitorisch oder begleitend mit unspezifischen und seltener mit spezifischen Hauterscheinungen rechnen. Spezifische Erstinfiltrate im Gebiet des lymphatischen Rachenringes zerfallen schnell geschwürig; geringere Neigung zu geschwürigem Zerfall haben die livid- oder braunroten, plattenartigen, unscharf begrenzten primären oder heterotopen Hautinfiltrate.

Maligne Tumoren des retikulären Bindegewebes der Haut

210 Retikulosarkomatose

Zahlreiche primär in der Haut entstandene, unterschiedlich große bzw. prominente lividrote Knötchen. Nach Monaten erfolgt Streuung mononukleärer Zellen mit letalem Ausgang.

209

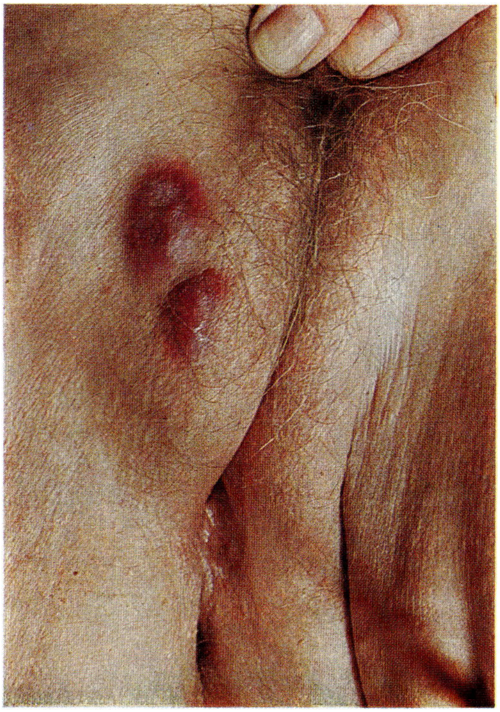

210

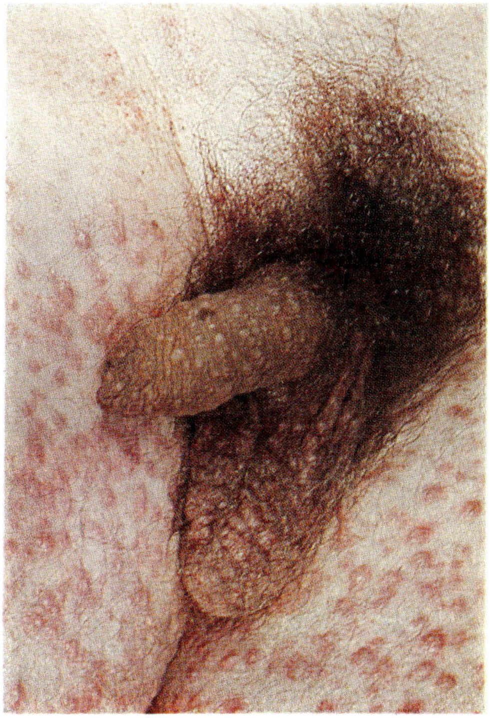

LITERATUR

B

Bandmann, H.-J., S. Fregert:
Epicutantestung.
Berlin, Heidelberg, New York: Springer 1973.

Bandmann, H.-J., W. Dohn:
Die Epicutantestung.
München: Bergmann 1967.

Bode, H. G., G. W. Korting:
Haut- und Geschlechtskrankheiten.
Stuttgart: Fischer 1970.

Brehm, G.:
Haut- und Geschlechtskrankheiten.
Ein Lehrbuch für das Pflegepersonal.
Stuttgart: Thieme 1972.

Burckhardt, W.:
Atlas und Praktikum der Dermatologie und Venerologie.
9. Aufl. München, Berlin, Wien: Urban und Schwarzenberg 1969.

C

Carrié, C., M. Kühl:
Leitfaden der beruflichen Hautkrankheiten.
2. Aufl. Stuttgart: Thieme 1969.

Christophers, E., M. Ständer:
Praxis der Haut- und Geschlechtskrankheiten.
München, Berlin, Wien: Urban und Schwarzenberg 1973.

E

Erbslöh, J.:
Die medizinische Infrarot-Photographie.
Röntgen-Blätter 3: 305–319 (1950),
Röntgen-Blätter 4: 22–44 (1951).

F

Fegeler, F.:
Medizinische Mykologie in Praxis und Klinik.
Berlin, Heidelberg, New York: Springer 1967.

Frieboes, E., W. Schönfeld:
Atlas der Haut- und Geschlechtskrankheiten.
3. Aufl. Stuttgart: Thieme 1966.

G

Gartmann, H.:
Zur Differentialdiagnose: Malignes Melanom.
Internist. Praxis 4: 119 (1964).

Greither, A.:
Dermatologie und Venerologie.
Heidelberger Taschenbücher, Bd. 113.
Berlin, Heidelberg, New York: Springer 1972.

Grimmer, H.:
Gut- und bösartige Erkrankungen der Vulva. Bd. 1.
Berlin: Grosse 1974.

Ders.:
Hauterkrankungen im weiblichen Genitalbereich: Folia Ichthyolica, 2. Aufl. Heft 16, 1972.

H

Hadorn, W.:
Vom Symptom zur Diagnose.
6. Aufl. Basel, New York: Karger 1969.

Haid-Fischer, F., H. Haid:
Venenerkrankungen.
Bd. I, II. 3. Aufl. Stuttgart: Thieme 1973.

Hansen, K., M. Werner:
Lehrbuch der klinischen Allergie.
Stuttgart: Thieme 1967.

Haxthausen, H.:
»Infrarotes« Photographieren in der Dermatologie.
Dermatol. Wochenschr. 35: 1289–1292 (1933).

Heinke, E., K. F. Schaller, H. Rieth:
Mykologische Fortbildung.
München: Schwarzeck 1973.

Herrmann, F., H. Ippen, H. Schaefer, G. Stüttgen:
Biochemie der Haut.
Stuttgart: Thieme 1973.

Herzberg, J. J.:
Cutane paraneoplastische Syndrome.
Stuttgart: Fischer 1971.

Ders.:
Zur Diagnostik und Therapie der Melanome.
Arch. Klin. Exp. Dermatol. 203 : 142 (1956).

Hess, F.:
Der Wert der Infrarotphotographie bei der Beurteilung der malignen Melanome.
Hautarzt 11: 294–297 (1960).

Hess, F., E. Scherer:
Die Bedeutung der Infrarotphotographie in der geschwulstklinischen Praxis.
Strahlentherapie 105 : 560–568 (1958).

J

Janowski, N. A.:
Erkrankungen der Vulva.
München, Berlin, Wien: Urban und Schwarzenberg 1968.

K

Keining, E., O. Braun-Falco:
Dermatologie und Venerologie.
2. Aufl. München: Lehmann 1969.

Kimmig, J., M. Jänner:
Taschenatlas der Haut- und Geschlechtskrankheiten.
Stuttgart: Thieme 1974.

Kimmig, J., K. H. Schulz:
Allergie.
Klinische Chirurgie für die Praxis. Bd. I, S. 619–663.
Stuttgart: Thieme 1961.

Kolman, Z.:
Trichomoniasis – Diagnose und Therapie.
Wien, München, Bern: W. Maudrich 1974.

Korte, W.:
Die Trichomonadeninfektion.
Therapiewoche 23, 23: 2040 (1973).

Korting, G. W.:
Hautkrankheiten bei Kindern und Jugendlichen.
2. Aufl. Stuttgart, New York: Schattauer 1972.

Ders.:
Dermatologisches Grundwissen.
Stuttgart: Fischer 1973.

Ders.:
Die Haut im Alter und ihre Krankheiten.
Stuttgart, New York: Schattauer 1973.

Ders.:
Therapie der Hautkrankheiten.
3. Aufl. Stuttgart, New York: Schattauer 1974.

Korting, G. W., G. Brehm:
Dermatologische Notfälle in Klinik und Praxis.
Stuttgart: Thieme 1967.

Korting, G. W., R. Denk:
Dermatologische Differentialdiagnose.
Stuttgart, New York: Schattauer 1974.

Kuemmerle, H. P., N. Goossens:
Klinik und Therapie der Nebenwirkungen.
2. Aufl. Stuttgart: Thieme 1973.

L

Leiber, B., G. Olbrich:
Die klinischen Syndrome.
5. Aufl. Bd. I, II. München, Berlin, Wien: Urban und Schwarzenberg 1972/1973.

Linzenmeier, G., E. Kuwert, D. Hantschke:
Bakterien – Viren – Pilze.
München, Berlin, Wien: Urban und Schwarzenberg 1973.

M

Müller, E., W. Loeffler:
Mykologie.
2. Aufl. Stuttgart: Thieme 1971.

Müller, W.:
Ekzeme und Trugbilder.
Berlin: Schering und Hartmann 1967.

Ders.:
Dermadrome.
Berlin: Schering und Hartmann 1970.

(Ders.: Erfahrungen mit der Infrarot-Fotografie bei pigmentierten Hauttumoren zur Selektion maligner Melanome. 1. Vorläufige Mitteilung am 17. 11. 1968. Tagung der Hamburger Dermatologischen Gesellschaft. 2. Vorläufige Mitteilung am 18. 2. 1971. Wissenschaftlicher Abend im A. K. St. Georg, Hamburg.)

N

Nasemann, Th., G. Schaeg, O. Schultka:
Viruskrankheiten der Haut, der Schleimhäute und des Genitales.
Stuttgart: Thieme 1974.

Nasemann, Th., W. Sauerbrey:
Lehrbuch der Hautkrankheiten und venerischen Infektionen.
Berlin, Heidelberg, New York: Springer 1974.

P

Pastinszky, J., J. Rácz:
Hautveränderungen bei inneren Krankheiten.
2. Aufl. Stuttgart: Fischer 1974.

Polemann, G.:
Klinik und Therapie der Pilzkrankheiten.
Stuttgart: Thieme 1961.

R

Rodé, J.:
Die klinischen und strahlenbiologischen Eigenschaften des Melanoblastoms.
Budapest: Verlag der ungarischen Akademie der Wissenschaften 1962.

Rohde, B.:
Dermatologische Untersuchungsmethoden.
Bad Oldesloe: Glaxo Pharmazeutika 1972.

Rohde, B., P. Mikus:
Dermatologie in Stichworten.
Glaxo Pharmazeutika. Köln: Kölnische Verlagsdruckerei 1970.

Roschke, W.:
Die proktologische Sprechstunde.
München, Berlin, Wien: Urban und Schwarzenberg 1971.

S

Schirren, C.:
Praktische Andrologie.
Berlin: Schering und Hartmann 1971.

Schönfeld, W., W. Schneider:
Lehrbuch der Haut- und Geschlechtskrankheiten.
10. Aufl. Stuttgart: Thieme 1966.

Söltz-Szöts, J.:
Urethritis non gonorrhoica des Mannes.
Berlin, Heidelberg, New York: Springer 1973.

Steigleider, G. K.:
Dermatologie und Venerologie.
Stuttgart: Thieme 1972.

Storck, H.:
Allergie – Theorie und Praxis.
Berlin, Stuttgart, Wien: Huber 1973.

T

Tappeiner, J., K. Wolff:
Zoster.
Jena: VEB Fischer 1968.

V

Vogt, H.-J., A. Hofstetter:
Das Urethritis-Problem.
Folia Ichthyolica 1973.

W

Wagner, G.:
Infrarot-Fotografie.
Stuttgart: Strache 1965.

Werner, M., V. Ruppert:
Praktische Allergiediagnostik.
2. Aufl. Stuttgart: Thieme 1974.

Winkler, K.:
Dermatologie – Ein Repertorium.
2. Aufl. Berlin, New York: de Gruyter 1973.

Wodniansky, P.:
Haut- und Geschlechtskrankheiten.
Wien, New York: Springer 1973.

SACHVERZEICHNIS